现代内科常见疾病诊治

罗裕文 张峰 杨明坤 黄晓春 丁丽丽 李建华　主编

吉林科学技术出版社

图书在版编目（CIP）数据

现代内科常见疾病诊治 / 罗裕文等主编:--长春:
吉林科学技术出版社,2024.8.--ISBN 978-7-5744
-1715-1

I.R5

中国国家版本馆 CIP 数据核字第 2024C8B654 号

现代内科常见疾病诊治

主　　编　罗裕文　等
出 版 人　宛　霞
责任编辑　李亚哲
封面设计　王　丹
制　　版　王　丹
幅面尺寸　185mm×260mm
开　　本　16
字　　数　150 千字
印　　张　10.25
印　　数　1~1500 册
版　　次　2024 年8月第1 版
印　　次　2024年10月第1次印刷

出　　版　吉林科学技术出版社
发　　行　吉林科学技术出版社
地　　址　长春市福祉大路5788 号出版大厦A 座
邮　　编　130118
发行部电话/传真　0431-81629529 81629530 81629531
　　　　　　　　　81629532 81629533 81629534
储运部电话　0431-86059116
编辑部电话　0431-81629510
印　　刷　廊坊市印艺阁数字科技有限公司

书　　号　ISBN 978-7-5744-1715-1
定　　价　62.00元

《现代内科常见疾病诊治》

编委会

主　编

罗裕文　（江门市中心医院）

张　峰　（滕州市滨湖镇卫生院）

杨明坤　（聊城市茌平区人民医院）

黄晓春　（广东省东莞市石碣医院）

丁丽丽　（潍坊滨海经济技术开发区人民医院）

李建华　（潍坊市益都中心医院）

副主编

崔柳青　（烟台毓璜顶医院）

翟佩峰　（山东省淄博市博山区第二人民医院）

梁方宇　（海口市第四人民医院）

蒙喜云　（重庆市长寿区人民医院）

王　慧　（泰兴市延令街道鼓楼社区卫生服务中心）

董丹丹　（河南中医药大学第一附属医院）

徐华春　（临邑县人民医院）

刘　翠　（连云港市第一人民医院）

王金春 （江苏省宿迁市沭阳医院）

隋春辉 （盱眙县中医院）

胡祥清 （余江区人民医院）

前　言

　　内科学是医学专业中一门涉及面广和整体性强的学科，它与临床各科有着十分密切的联系，在医疗、保健、康复工作中占有重要地位。它不仅是临床医学各科的基础，而且与它们存在着密切的联系。本书内容涵盖了人体各系统的常见内科疾病，反映了近年来已较成熟的新诊疗技术，对内科常见疾病的概念、病因、临床表现、检查、诊断、治疗展开详细的讨论，介绍了神经内科、呼吸内科、心内科等常见内科疾病的临床诊疗，内容丰富，重点突出，有助于临床医师对疾病迅速作出明确的诊断和及时、恰当的处理，可供临床各科医师借鉴与参考。

目　录

第一章 呼吸系统疾病常见症状与体征

第一节 发热

致热源或其他各种原因引起体温调节功能障碍时，体温升高超出正常范围，称为发热。人体正常体温一般为36~37℃。

一、基本判断

注意起病时间、季节、起病的缓急、发热高低、病程、间歇性或持续性、有无诱因等。发热按高低可分为低热（37~38℃）、中等程度发热（38.1~39℃）、高热（39.1~41℃）、超高热（41℃以上）。将不同时间测得体温数值分别记录在体温单上，再将这些体温点连接成体温曲线，曲线的形态称为热型，热型对诊断疾病有一定价值。值得注意的是同一疾病由于轻重不同，机体的反应不同，可表现为不同的热型。

二、进一步询问

1.伴随的症状

寒战提示感染性疾病中有菌血症，甚至败血症，此外有药物热、急性溶血或输血反应等。单纯疱疹可见于大叶性肺炎、流行性脑脊髓膜炎、间日疟等多种急性发热疾病。淋巴结肿大可见于传染性单核细胞增多症、风疹、恙虫病、淋巴结结核、局灶性化脓性感染、丝虫病、白血病、淋巴瘤、转移癌等。肝脾大可见于传染性单核细胞增多症、病毒性肝炎、肝及胆管感染、布鲁菌病、疟疾、黑热病、急性血吸虫病、结缔组织病、白血病、淋巴瘤等。关节肿痛可见于败血症、猩红热、布鲁菌病、结核病、风湿热、结缔组织病、痛风等。结膜充血常见于麻疹、流行性出血热、斑疹伤寒、恙虫病、钩端螺旋体病等，类似兔眼的表现。皮肤、黏膜出血常见于重症感染与血液病。前者如重症麻疹、流行性出血热、登革热、病毒性肝炎、斑疹伤寒、恙虫病、败血病、感染性心内膜炎、钩端螺旋体病等。后者如急性白血病、急性再生障碍性贫血、恶性组织细胞病等。皮疹多见于水痘、猩红热、麻疹、斑疹伤寒、风疹、风湿热、结缔组织病、药物热等。如伴昏迷，应注意先昏迷后发热多见于脑出血、巴比妥类药物中毒等。先发热后昏迷多见于流行性乙型脑炎、流行性脑脊髓膜炎、斑疹伤寒、中毒性菌痢、中毒等。

2.还应注意

询问有无具有定位意义的局部症状如咳嗽、咯血、胸痛、咳痰、腹痛、呕吐、腹泻、黄疸、尿频、尿急、尿痛、腰痛、皮肤出血、紫癜、头痛、肌肉关节痛等。

3.患病以来的一般情况

如精神状态、食欲、体重、睡眠、大小便等改变。

4.其他特征

传染病接触史、疫水接触史、手术史、流产或分娩史、服药史、职业特点等。

三、进一步查体

进行全面的体格检查，包括生命体征，重点检查有无皮疹、瘀点、瘀斑、紫癜和肝、脾、淋巴结增大等，以及具有定位意义的局部症状提示的受累部位。

四、判断和处理

1.判断发热

可分为感染性和非感染性两大类。

临床多见感染性发热，可以是急性、亚急性或慢性，亦可以是全身性或局部性感染。其病原体可以是病毒、细菌、支原体、立克次体、螺旋体、真菌、寄生虫等。

非感染性发热主要有下列几类原因：

（1）无菌性坏死物质的吸收。如大手术后组织损伤、内出血、大血肿、大面积烧伤等，以及组织坏死与细胞破坏如癌、肉瘤、白血病、淋巴瘤、溶血反应等。

（2）抗原—抗体反应。如风湿热、血清病、药物热、结缔组织病等。

（3）内分泌代谢障碍。可引起产热过多或散热过少而导致发热，前者如甲状腺功能亢进，后者如重度失水等。

（4）皮肤散热减少。如广泛性皮炎、鱼鳞癣等。慢性心功能不全时由于心排血量降低、皮肤血流量减少以及水肿的隔热作用，致散热减少而引起发热。一般为低热。

（5）体温调节中枢功能失常。物理性（如中暑）、化学性（如重度安眠药中毒）、机械性（如脑出血、脑震荡、颅骨骨折）。其特点是高热无汗。

（6）自主神经功能紊乱。致功能性发热。

2.处理

治疗上应卧床休息，多饮水。可酌情选用阿司匹林、对乙酰氨基酚及吲哚美辛等解热药口服；如尚未明确发热原因，则不应盲目退热，以免影响对病情的判断。物理降温可用 75%乙醇或温水擦拭颈、胸、背及四肢等处，也可以用冰水或凉水浸湿毛巾冷敷，一般于前额或颈旁、腋下、腹股沟及腘窝等处，注意定时更换。病因明确者，应积极予病因治疗。

第二节　咳嗽与咳痰

咳嗽是一种突然暴发性呼气动作，通常是反射性保护动作，可消除呼吸道内的分泌物或异物。痰液是呼吸系统的病理性分泌物，借助咳嗽将痰液排出的过程称为咳痰。

一、基本判断

咳嗽最常见的病因是呼吸系统疾病。胸膜疾病、肺栓塞、心血管疾病如各种原因所致左心衰竭导致肺淤血、肺水肿以及中枢神经因素（延髓咳嗽中枢受到刺激时）等也可引起咳嗽。刺激性气体、粉尘、异物刺激呼吸道也可引起咳嗽。咳嗽也可起源于大脑皮质（随意性咳嗽），从大脑皮质发出冲动传至延髓咳嗽中枢，引起咳嗽动作。

二、进一步询问

1.咳嗽的时间与规律

急性咳嗽，最常见于急性上呼吸道感染和支气管肺感染，偶尔也可由气道异物引起。长期的慢性咳嗽，多见于慢性呼吸道疾病，如慢性支气管炎、支气管扩张、慢性肺脓肿、空洞型肺结核等。慢性持续性咳嗽指咳嗽症状持续 3 周以上，经常规治疗效果不佳且病因未明者。其常见的病因为鼻后滴漏、咳嗽变异型哮喘或胃食管反流等。发作性咳嗽可见于百日咳、支气管内膜结核、淋巴结结核或癌瘤压迫气管分叉处等情况。慢性支气管扩张与肺脓肿患者往往于清晨起床或夜间卧下时（即改变体位时）咳嗽加剧，继而咳痰。夜间咳嗽剧烈常提示心衰、哮喘和食管反流性疾病，后者还常与大量进食有关，并可伴有反酸、胃灼热感等。季节性咳嗽可能与变态反应有关。

2.咳嗽的音色

咳嗽声音嘶哑是声带发炎或肿瘤或喉返神经受累所致，见于喉炎、喉结核、喉癌等。鸡鸣样咳嗽，表现为连续阵发性剧咳伴高调吸气吼鸣多见于百日咳；犬吠样咳嗽多见于会厌、喉头疾患或气管受累；金属音调咳嗽可由于纵隔肿瘤、主动脉瘤或支气管癌等直接压迫大气道所致。咳嗽声音低微，可见于极度衰弱、声带麻痹或严重肺气肿患者。

3.咳嗽的性质（有痰或无痰）

咳嗽而无痰或痰量甚少，称为干性咳嗽，常见于急性咽喉炎与急性支气管炎的初期、胸膜炎、轻症肺结核等。咳嗽伴有痰液时称为湿性咳嗽，常见于肺炎、慢性咽炎、慢性支气管炎、支气管扩张、肺脓肿与空洞型肺结核等。喉部刺激可产生一种窒息型咳嗽，咳前无吸气动作。

4.痰的性质和痰量痰液的性质

可分为浆液性、黏液性、黏液脓性、脓性、血性等。脓性是感染的重要标志。还应注意有无恶臭气味（厌氧菌感染）和痰液颜色特点（常提示某些细菌感染）。痰中砂砾样物质是支气管结石症的特征，痰液的性状及量的改变是病情观察及疗效的判断指标之一。

5.咳嗽、咳痰时的伴随症状

发热提示感染性炎症，如呼吸道感染、支气管扩张并发感染、胸膜炎症等。胸痛提示胸膜炎、自发性气胸或肺炎、支气管癌累及胸膜等。呼吸困难提示咽、喉、气道因炎性渗出物、肿瘤、出血、异物等导致咽喉部或气道内有内堵或外压性病变存在，如重症心及肺疾病、大量胸腔积液、自发性气胸等。咯血可参考相关章节内容。伴有哮鸣提示气道有狭窄或痉挛性病变、心源性哮喘、气管内异物等。伴体重减轻者须注意肺结核、支气管癌（原发性肺癌）等。

三、进一步查体

不同原发病可有不同的肺部体征。肺及支气管出现局限性喘鸣音常提示支气管腔内病变，如肺癌或异物。咳嗽前和咳嗽后听诊患者，肺部物理体征可因为分泌物的移动发生改变。伴杵状指者可见于支气管扩张、慢性肺脓肿等。

四、判断和处理

1.判断

要明确病因常常需进一步检查包括病原学检查、痰液化验、血细胞计数、血生化、胸部 X 线、支气管镜、胸部 CT 等。

2.处理

治疗包括原发病的治疗和对症治疗。后者包括休息、多饮水、解热、平喘以及镇咳和祛痰药物的应用。常用的镇咳药包括右美沙芬和可待因，成人平均剂量 15～30mg，1～4 次/d，以片剂或糖浆给药，可待因成人平均剂量为每 4～6h 给药 10～20mg，口服，但剂量必要时可能要高达 60mg。祛痰药物包括溴己新（必嗽平）16mg/次，氯化铵0.3g/次，鲜竹沥 10～15mL，口服，3 次/d。

第三节 咯血

咯血是指喉及喉以下呼吸系统任何部位的出血经口排出。

一、基本判断

临床医师常需面临下述问题：

（1）是不是咯血？

（2）原发病可能是什么？

（3）有引起出血的全身性疾病吗？

咯血须与口腔、鼻、咽部出血或上消化道出血引起的呕血鉴别。咯血的原因多为呼吸系统和心血管疾病。其中肺结核、支气管扩张、肺癌和风湿性心脏病二尖瓣狭窄最常见。其他许多肺内、外疾患，全身性疾患也可引起咯血。每日咯血量在100mL以内为少量咯血，100～500mL为中等量咯血，在500mL以上（或1次咯血在300mL以上）为大量咯血。肺结核、支气管扩张症、肺脓肿、支气管内膜结核、出血性疾病，咯血通常颜色鲜红；铁锈色血痰主要见于肺炎球菌肺炎、肺吸虫病和肺泡出血等；砖红色胶冻样血痰主要见于克雷伯氏菌肺炎；二尖瓣狭窄肺淤血咯血一般为黯红色；左心衰竭肺水肿时咳浆液性粉红色泡沫样血痰；肺梗死时常咳黏稠黯红色血痰。

二、进一步询问

1.伴随症状

咯血伴发热见于肺结核、肺炎、肺脓肿、流行性出血热等；伴胸痛见于肺栓塞、支气管肿瘤及大叶性肺炎和肺结核等累及胸膜等；伴呼吸困难见于肺栓塞、肺水肿及呼吸系统受累所致呼吸功能不全时；伴刺激性咳嗽见于支气管肺癌、支原体肺炎、支气管内膜结核等；伴脓痰见于肺脓肿、支气管扩张、空洞型肺结核并发细菌感染等；伴皮肤黏膜出血应考虑血液病、风湿病、流行性出血热、肺出血型钩端螺旋体病等；伴黄疸需注意钩端螺旋体病等。

2.既往咯血史、基础疾病史和个人生活史

长期卧床、有骨折、外伤及心脏病、口服避孕药者，如咯血伴胸痛、晕厥应考虑肺栓塞。青壮年出血多见于肺结核、支气管扩张、风湿性心脏病二尖瓣狭窄等。吸烟男性，40 岁以上者要警惕肺癌的可能。女性患者于月经周期或流产、葡萄胎后咯血，需要警惕子宫内膜异位或绒癌肺转移。注意询问结核及寄生虫病接触情况。

三、进一步查体

详细检查肺部有助于判断出血部位，一侧肺部呼吸音减弱或（及）出现啰音，对侧肺野呼吸音良好，常提示出血即在该侧；在局限性肺及支气管部位出现喘鸣音，常提示支气管腔内病变，如肺癌或异物；肺野内血管性杂音支持动、静脉畸形。二尖瓣舒张期杂音有利于风湿性心脏病的诊断；杵状指多见于肺癌、支气管扩张症及肺脓肿；锁骨上及前斜角肌淋巴结肿大，支持转移癌的诊断。

四、判断和处理

1.判断

（1）原发病是什么？具体出血部位在哪？

（2）需不需要立即治疗？采用何种治疗措施？有无窒息危险？

（3）治疗是否有效？能否复发？

要明确病因和出血部位常需进一步检查包括胸部 X 线、支气管镜、肺扫描或肺血管造影、胸部 CT 及凝血机制测定等。如无相应诊疗条件，应及时转院。

2.处理

原发病的治疗是根本。少量咯血，如痰中带血者，一般无须特殊处理；中等量的咯血应卧床休息；大量咯血则应绝对卧床休息，以患侧卧位为宜，若不能明确出血部位，则暂取平卧位。对精神紧张，恐惧不安者，必要时可给少量镇静药，如口服或肌内注射地西泮 10mg 或苯巴比妥钠 0.1～0.2g 肌内注射，或口服苯巴比妥钠、氯美扎酮、奋乃静等。咳嗽剧烈的大咯血者，可适当给予镇咳药，禁用吗啡，定时测量血压、脉搏、呼吸，鼓励患者轻微咳嗽，将血液咯出，保持大便通畅。

止血药如垂体后叶素等是大咯血的常用药。突然大量咯血时可静脉给药，取该药 5～10U，用 5%～25%葡萄糖注射液 20～40mL 稀释后缓慢静脉注射，5～20min 注射完，必要时隔 6h 以上重复注射。大量咯血停止后仍有反复咯血者，可将该药 10～20U 溶于生理盐水或 5%葡萄糖注射液 100～500mL 内静脉滴注，维持 3～5d。肌内注射：5～10U/次。用药后可出现面色苍白、出汗、心悸、胸闷、腹痛、便意及过敏等征象，对高血压、冠心病、心力衰竭患者及孕妇原则上禁用。普鲁卡因用于大量咯血不能使用垂体后叶素者。用法为：0.5%普鲁卡因 10mL（50mg），用 25%葡萄糖注射液 40mL 稀释后缓慢静脉注射，1～2 次/d。或取该药 150～300mg 溶于 5%葡萄糖注射液 500mL 静脉滴注。用药前必须先做皮试，有该药过敏史者禁用；药量不宜过高，注入速度不能过快，否则可引起颜面潮红、谵妄、兴奋、惊厥等症状，对出现惊厥者可用异戊巴比妥或苯巴比妥钠解救。酚妥拉明 10～20mg 加入 5%葡萄糖注射液或 5%葡萄糖氯化钠注射液 500mL，静脉滴注，滴速 5～8mL/min，1 次/d，连用 5～7d。氨基己酸 4～6g，以 5%～10%葡萄糖注射液或生理盐水 100mL 稀释，15～30min 内滴完，然后以 1g/h 维持 12～24h 或更长。酚磺乙胺用法为 0.25～0.75g/次，肌内注射或静脉注射，2～3 次/d。静脉注射快时可发生休克，须密切观察。卡巴克洛肌内注射，10mg/次，2 次/d；口服 2.5～5mg/次，3 次/d。癫痫及精神病患者忌用。维生素 $K_1$10mg/次，肌内注射或缓慢静脉注射，1～2 次/d；维生素 $K_3$4～8mg/次，2～3 次/d，肌内注射或口服。云南白药 0.3～0.5g/次，3 次/d，口服。止血粉 0.5～1.0g/次，3 次/d，口服。

咯血量大或咯血过猛内科治疗无止血趋向或反复大量咯血，有发生窒息及休克危险者，应及时转院治疗，必要时行支气管镜止血、选择性支气管动脉造影及栓塞治疗或紧急外科手术治疗。如已经发生窒息，应患侧卧位，头低足高位，轻拍背部以便使血块咯出，清除口腔、鼻腔、喉部积血，必要时使用气管插管以保持气道通畅。

第四节　呼吸频率和呼吸节律

正常成人静息状态下，呼吸频率为 16～18 次/min，呼吸与脉搏之比为 1：4，新生儿为 44 次/min；节律均匀整齐，深浅适宜。当病理状态下，可出现呼吸频率、节律和深度的变化。呼吸频率超过 24 次/min 称为呼吸过速。常见于发热、疼痛、贫血、甲状腺功能亢进、心衰等；体温每升高 1℃，呼吸大约增加 4 次/min。呼吸频率低于 12 次/min 称为呼吸过缓。

呼吸肌麻痹、严重鼓胀、腹腔积液、肥胖、肺炎、胸膜炎、胸腔积液、气胸等可导致呼吸浅快；剧烈运动、情绪激动、过度紧张，可造成过度通气、呼吸性碱中毒等可导致呼吸深快。如麻醉药或镇静药过量、脑炎、脑膜炎、颅内高压及某些中毒时可表现为潮式呼吸和间停呼吸。潮式呼吸是一种由浅慢逐渐变为深快，然后再由深快转为浅慢，随之出现一段呼吸暂停后，又开始如上变化的周期性呼吸；周期可长达 30s 至 2min，暂停期可持续 5～30s。间停呼吸表现为有规律地呼吸几次后突然停止一段时间，又开始呼吸。间停呼吸较潮式呼吸更为严重，预后不良，多为临终前发生。老年人由于脑动脉粥样硬化，中枢神经供血不足，可在深睡时出现潮式呼吸。严重代谢性酸中毒如糖尿病酮症酸中毒、尿毒症酸中毒时会出现深大呼吸。胸部发生剧烈疼痛时如急性胸膜炎、胸膜恶性肿瘤、肋骨骨折、胸部严重外伤等由于剧烈疼痛所致吸气相突然中断，呼吸运动短暂地突然受到抑制可出现抑制性呼吸。神经衰弱，精神紧张或抑郁症患者常有叹息样呼吸，表现为一段正常的呼吸节律中插入一次深大呼吸，并常伴有叹息声，多为功能性改变。

第五节　语音震颤

语音震颤又称触觉震颤。检查者将双手掌的尺侧缘或掌面放在受检者两侧胸壁的对称部位，受检者以同等强度重复发长 "yi" 音，检查者注意感觉胸壁两侧对应部位震动的异同，检查顺序为由内向外、由上至下，两侧交叉对比。

正常人语音震颤的强弱主要取决发音强弱、音调高低、胸壁厚薄、支气管至胸壁距离、气管和支气管是否通畅，胸壁传导是否良好。一般说来，发音强、音调低、胸壁薄、支气管至胸壁距离近者语音震颤强。语音震颤在肩胛间区及左右胸骨旁第 12 肋间隙最强，在肺底最弱。正常成人，男性和消瘦者较儿童、女性、肥胖者强；前胸上部、右胸上部较前胸下部、左胸上部为强。

语音震颤减弱或消失主要见于：①肺泡含气量过多，如肺气肿；②支气管阻塞，如阻塞性肺不张；③大量胸腔积液或气胸；④胸膜高度增厚粘连；⑤胸壁皮下气肿。语音震颤增强主要见于：①肺组织实变，如大叶性肺炎实变期、肺梗死等；②接近胸膜的肺内巨大空腔，声波在空洞内产生共鸣，尤其是当空洞周围有炎性浸润并与胸壁粘连时更有利于声波传导如空洞型肺结核、肺脓肿等。

第六节　叩诊

叩诊是医师用手指叩击被检查者体表使之产生声响，借此判断体内器官状况的检查方法。

一、叩诊方法

1.直接叩诊法

用并拢的示指、中指和环指的掌面直接轻轻叩打（或拍）被检查部位体表，常用于大量胸腔积液、积气及大片肺实变。

2.间接叩诊法

间接叩诊法又称指指叩诊法，是临床最常用的叩诊法。

二、叩诊音

由于人体被叩击部位的组织或器官的弹性、含气量及距离体表深浅不一，可产生不同的叩诊音。临床上区分为清音、鼓音、浊音、实音和过清音五种。

第七节　呼吸困难

呼吸困难是指患者感觉气不够用或呼吸费力,客观上表现为呼吸运动用力,严重者鼻翼翕动、端坐呼吸、张口耸肩,甚至出现发绀。呼吸辅助肌也参与呼吸运动,并伴呼吸频率、深度和节律的异常。

1.肺源性呼吸困难

(1)吸气性呼吸困难。

由于高位呼吸道炎症、异物、水肿及肿瘤等引起气管、支气管的狭窄或梗阻所致,临床表现为吸气费力。高度阻塞时出现"三凹征"(胸骨上窝、锁骨上窝、肋间隙在吸气时明显凹陷),可伴有高调吸气性哮鸣音。

(2)呼气性呼吸困难。

肺气肿、支气管哮喘时,患者呼气费力,缓慢而延长,常伴有哮鸣音。

(3)混合性呼吸困难。

肺炎、肺水肿、气胸、胸腔积液、成人呼吸窘迫综合征等与胸廓运动受限时患者表现呼气与吸气均费力。

2.心源性呼吸困难

(1)左心功能不全时,呼吸困难主要是由于肺淤血。

(2)右心功能不全时,呼吸困难主要由于体循环淤血。

(3)左心功能不全主要特点是劳动时加重,休息时减轻;平卧时加重,坐位时减轻,故应使患者采取端坐呼吸。

(4)夜间阵发性呼吸困难是急性左心功能不全时的常见症状。

3.中毒性呼吸困难

见于酸中毒(尿毒症、糖尿病酮症酸中毒)、高热及吗啡、巴比妥类药物中毒等。

4.血源性呼吸困难

重度贫血、高铁血红蛋白血症、硫化血红蛋白血症或一氧化碳中毒等,使血氧含量减低，呼吸常加快加深。

5.神经精神性呼吸困难

重症颅脑疾病呼吸深而慢、呼吸节律改变。癔症患者呼吸困难发作时，呼吸浅快，呈抽泣样，可因呼吸性碱中毒出现口周、肢体麻木和手足抽搐，呼吸困难可随注意力转移而好转。

第八节　发绀

发绀是指血液中还原血红蛋白增多，使皮肤、黏膜呈现青紫色的现象。在口唇、鼻尖、耳垂、颊部及指（趾）甲床等处最为明显。

一、常见类型

1.血液中还原血红蛋白增多

当毛细血管中的还原血红蛋白量超过 50g/L 时，皮肤黏膜即可出现发绀。

2.异常血红蛋白血症

（1）药物或化学药品中毒所致高铁血红蛋白症。特点是急骤出现、暂时性、病情严重，静脉注射亚甲蓝溶液或大量维生素 C，发绀可消退。进食含有亚硝酸盐的变质蔬菜出现的肠源性发绀是高铁血红蛋白血症的一种类型。

（2）硫化血红蛋白血症。

（3）先天性高铁血红蛋白血症。

二、诊断

注意询问发病年龄、起病时间，发绀出现急缓，有无心、肺疾病等（通过询问有无心悸、气短、咳嗽、咳痰、胸痛、少尿等判断），是否伴随呼吸困难等。查体时须注意发绀分布范围（若为周围性发绀，注意局部查体），有无杵状指（趾），肺、心部物理学检查结果，有无双下肢水肿等。

第二章　消化系统疾病常见症状与体征

第一节　恶心与呕吐

恶心（nausea）为上腹部特殊不适、紧迫欲吐的感觉，常为呕吐的先兆，但也可单独出现；呕吐（vomiting）是指有力地将胃内容物或一部分小肠内容物，经过食管、口腔排出体外的一种复杂的反射动作。

一、病因

引起恶心、呕吐的病因很多，按发病机制可归纳为以下4类.

1.反射性呕吐

（1）咽刺激：刺激性气体（如氨味）、剧烈咳嗽、后鼻道炎症或脓液滴入咽部、慢性咽炎、被动吸烟等。

（2）各种原因引起的胃肠疾病：胃及十二指肠的各种炎症或溃疡、各种原因引起的幽门梗阻、过量摄食（或过饮）引起的胃扩张、十二指肠壅滞症、十二指肠憩室炎等。

（3）肝、胆、胰与腹膜疾病：急性肝炎（甲型、戊型、药物性、中毒性等）、晚期肝硬化、肝脓肿及急、慢性胆囊炎、化脓性胆管炎、胆绞痛（胆结石）、急性胰腺炎、急性腹膜炎等。

（4）心血管疾病：如急性心肌梗死、休克、心功能不全等。

（5）其他原因：如青光眼、屈光不正、急性肾盂肾炎、肾绞痛（炎症或结石）、急性盆腔炎、急性传染病、百日咳、早期妊娠或异位妊娠等。

2.中枢性呕吐

（1）中枢神经系统疾病：如中枢神经感染、脑血管疾病（脑出血、脑栓塞、脑血栓形成）、颅内高压症、偏头痛、颅脑外伤或颅内血肿、高血压脑病等。

（2）药物（抗生素、化疗药、洋地黄、吗啡等）或化学性毒物的作用。

（3）癫痫：特别是持续状态。

（4）其他：代谢障碍（如低钠血症、酮中毒、尿毒症）、妊娠高血压综合征、甲状腺危象、艾迪生病危象、低血糖等。

3.前庭障碍性呕吐

内耳迷路病变、迷路炎、美尼尔综合征、晕动病等。

4.神经官能性呕吐

胃神经官能症、癔症、神经性厌食等。

二、发生机制

呕吐中枢位于延髓，有两个功能不同的机构：神经反射中枢（呕吐中枢）和化学感受器触发带。前者接受来自消化道、大脑皮质、内耳前庭、冠状动脉及化学感受器触发带的传入冲动，直接支配呕吐的动作；后者能通过接受外来的化学物质或药物与内生的代谢产物的刺激，并由此发出神经冲动至呕吐中枢，本身不能直接支配呕吐的实际动作。

呕吐一般分为三个阶段：恶心、干呕与呕吐。呕吐是一个复杂的反射动作，是食管、胃、腹肌、胸肌等相互协调的结果。呕吐与反食不同，后者是指无恶心与呕吐的协调动作而胃内容物经食管、口腔排出体外。

三、诊断

恶心、呕吐是两个常见症状，而这两个症状又多相依而少相离。呕吐可分为中枢性和周围性两种。中枢性呕吐是由于中枢神经系统发生病变，呕吐前无恶心，呕吐呈喷射状，并伴有头痛和颈部僵硬。周围性呕吐见于胃肠疾病、晕车、晕船等。

1.恶心、呕吐的特点

各种疾病呕吐的时间、性质、特点、既往（或）现在病史等各有不同，可以此来鉴别。如妊娠呕吐与酒精性胃炎的呕吐常于清晨发生；胃源性呕吐常与进食、饮酒、服用药物有关，常伴恶心，呕后常感觉轻松；喷射性呕吐常见于颅内高压症，常无恶心的先兆，呕后不感觉轻松；呕吐物如为大量，提示有幽门梗阻胃潴留或十二指肠壅滞症；腹腔疾病、心脏病、尿毒症、糖尿病酮症酸中毒、颅脑疾患或外伤等所致呕吐，常有相应病史提示诊断。

2.恶心、呕吐的伴随症状

（1）喷射状呕吐伴剧烈头痛或偏头痛，见于青光眼等，若同时有颈强直、血压高、昏迷、偏瘫、失语，多见于脑出血、脑梗死等。

（2）喷射性呕吐伴发热、头痛的可见于急性全身性感染的早期，如脑膜炎、脑炎。

（3）呕吐伴眩晕、眼震，常见于前庭器官疾病（内耳眩晕症）、小脑疾病。

（4）呕吐伴腹泻者常见于急性胃肠炎、细菌性食物中毒、各种原因的急性中毒、甲状腺危象、艾迪生病危象、霍乱和副霍乱等。

（5）晨起发生呕吐多见妊娠中毒、胃炎，也可见于尿毒症或慢性乙醇中毒；鼻窦炎患者因起床后脓液经鼻后孔刺激咽部，会导致晨起恶心、干呕。晚上或夜间呕吐常见于幽门梗阻。

（6）饭后即吐无呕吐动作，多见于神经官能症；餐后近期呕吐，特别是集体发病者，多因食物中毒所致；餐后较久或数餐后呕吐，提示幽门梗阻。

（7）呕吐伴腹痛，多见于腹部器官病变，也可见于尿毒症、糖尿病酮症酸中毒。

（8）呕吐伴皮肤苍白、出汗、血压下降等自主神经失调症状者可见于前庭功能障碍、休克等。

（9）呕吐带发酵、腐败气味或宿食味，提示胃潴留；带粪臭味提示低位肠梗阻；不含胆汁说明梗阻平面多在十二指肠乳头以上，含多量胆汁则提示在此平面以下；含有大量酸性液体者多提示胃酸相关性疾病（如溃疡病、胃泌素瘤等），而无酸味者提示可能为贲门狭窄（如贲门失弛缓症、食管癌等）。

3.小儿呕吐的特点及鉴别

小儿呕吐是小儿科常见症状，可见于多种疾病。严重呕吐可导致婴儿呼吸暂停、发绀，反复呕吐可导致水、电解质和酸碱平衡紊乱，新生儿和婴儿易因吸入呕吐物而发生吸入性肺炎，长期呕吐可导致营养障碍等。

年长儿呕吐前可有恶心、咽部、上腹部不适等先兆症状，并伴有头晕、流涎、出汗、面色苍白等症状；新生儿和小婴儿呕吐前多无恶心先兆，表现为烦躁不安，哈欠或深吸气，面色苍白，拒奶等症状。应根据患儿年龄、呕吐与进食的关系、呕吐物的性质、伴随症状及体检、实验室检查结果等做出判断。

（1）新生儿呕吐应询问有无胎儿宫内窘迫和难产史。

（2）询问有无不洁及不节饮食史，有无误服药物、毒物史，有无颅脑外伤史等。

（3）新生儿严重持续性呕吐，首先考虑消化道畸形，如先天性食管闭锁、食管裂孔疝、肠闭锁、肠旋转不良等。

（4）呕吐物为奶汁、乳凝块而无胆汁，多见于贲门失弛缓症、幽门痉挛及梗阻；呕吐物含胆汁见于呕吐剧烈者、高位小肠梗阻及胆道管蛔虫症；呕吐物带粪汁多见于下段或低位的肠梗阻；喷射性呕吐多见于颅内高压及先天性肥厚性幽门狭窄等。

（5）呕吐伴腹泻多见于胃肠道感染疾病，呕吐伴发热多见于急性感染，呕吐剧烈伴头痛应注意颅内高压症，尤其是脑炎、脑膜炎等。

（6）体检应注意患儿的精神状态，有无脱水、酸中毒，着重注意发现腹部体征，并做神经系统检查。

4.查体

恶心常伴有出汗、流涎、血压下降、心动过缓、皮肤苍白等迷走神经兴奋的症状，呕吐可以是晕车、晕船、早期妊娠的表现，也可以是全身某些严重疾病的症状。因此，体格检查特别要强调整体观念，联想的思维方式。既要注意一般生命体征的变化，又要注意局部体征与全身某些疾病的关联。

四、临床研究

1.呕吐具有保护性

恶心、呕吐常先后出现，也可仅有恶心而无呕吐，或仅有呕吐而无恶心。呕吐可将食入胃内的有害物质吐出，从而起反射性、保护性作用。但实际上呕吐往往并非由此引起，且频繁而剧烈地呕吐可引起水、电解质紊乱及酸碱平衡失调、营养障碍等情况。

2.进行必要的辅助检查

应注意检查血电解质、二氧化碳结合力、血糖、尿素氮、尿酮体，怀疑神经系统疾病者应做脑脊液常规及生化检查，必要时做呕吐物的化验及毒物分析等；腹部 X 线透视或摄片、胃肠钡餐造影、B 超等，了解有无消化道梗阻、畸形、腹腔炎症及占位性病变，颅脑 CT、脑血管造影，可协助诊断颅脑出血及颅内占位性病变。

3.最基本的处理措施

询问病史、体格检查、各项辅助检查的同时，特别注意及时纠正呕吐所造成的水、电解质紊乱及酸碱平衡失调、营养障碍等情况，作为最基本的处理措施。

4.恶心、呕吐的一般处理

若是经常发作，恶心、呕吐不严重者，多为慢性炎症所致，可服用抗生素或一些中药对症治疗，必要时做相关检查后，再根据致吐病因治疗。

无恶心表现而反复出现呕吐，呕吐物不酸腐，量不多，吐后不影响进食者，与精神因素有关。这种呕吐常见于胃神经官能症。对这种呕吐，重在心理调节，使患者对呕吐有正确认识。

先有恶心而继发呕吐，呕吐后感到胃内轻松，多为胃源性呕吐。这种恶心、呕吐若伴有胃胀、呃逆、反酸或反腐败气体，多为进食过量而导致的消化不良，只需控食静养，不必特殊处理；若伴有胃痛，多为急性或慢性胃炎引起，在调节饮食的基础上，可应用抑酸、保护胃黏膜和抗生素治疗；若伴有剧烈腹痛及腹泻者，应考虑为严重的胃肠炎或食物中毒，应送医院救治。

无恶心而呕吐，呕吐呈喷射状，顽固性发作，呕吐后胃内不觉轻松。这种呕吐常见于中枢神经性疾病如脑炎、脑膜炎、脑肿瘤、脑出血等疾病引起颅内压增高所致，应立即送往医院救治。另外，持续性高热也可引起喷射状呕吐，这种患者也应立即去医院确诊，再寻病因治疗，切勿单纯自用止吐药。

恶心频频发作，时见呕吐，呕吐物中混有胆汁或无任何胃内容物，吐后不缓解，此类为反射性呕吐，常见于腹腔内脏器急性炎症，如胆囊炎、胰腺炎和病毒性肝炎等，原则上也应该尽早去医院检查后对因治疗。尤其是突然急性发作的反射性呕吐，不可掉以轻心，应及时送医院诊治。

第二节 腹痛

一、基本判断

（一）病因

1.急性腹痛

（1）急性腹膜炎：最常见由胃、肠穿孔所引起，少部分为自发性腹膜炎。

（2）腹腔器官急性炎症：如急性胃炎、食管下段—贲门黏膜撕裂症、急性肠炎、急性胰腺炎、急性出血坏死性小肠炎、急性胆囊炎等。

（3）空腔脏器梗阻或扩张：如肠梗阻、胆管结石、胆道蛔虫病、泌尿道结石梗阻等，腹痛的特点常为阵发性、绞痛性，可甚剧烈，患者表现为辗转不安。

（4）脏器扭转或破裂：腹内有蒂器官（卵巢、胆囊、肠系膜、大网膜等）急性扭转或绞窄时可引起强烈的绞痛或持续性剧痛；急性内脏破裂如肝破裂、脾破裂、异位妊娠破裂等，疼痛急剧并有内出血征象。

（5）腹腔内血管梗阻：主要发生于心脏病、高血压动脉粥样硬化的基础上，如肠系膜上动脉栓塞、夹层主动脉瘤等。临床上甚少见，但腹痛相当剧烈。

（6）腹壁疾病：如腹壁挫伤、脓肿、腹壁带状疱疹等，尤以带状疱疹疼痛较剧烈，且易误诊为内脏疾病。

（7）胸腔疾病所致的腹部牵涉性痛：如肺炎、肺梗死、心绞痛、心肌梗死、急性心包炎、胸膜炎、膈疝或食管裂孔疝等。疼痛可向腹部放射，类似急腹症。

（8）全身性疾病所致的腹痛：腹型过敏性紫癜、尿毒症、铅中毒、血卟啉病等。

2.慢性腹痛

（1）腹腔器官的慢性炎症：反流性食管炎、慢性胃炎、消化性溃疡、慢性胆囊炎及胆道感染、慢性胰腺炎、结核性腹膜炎、溃疡性结肠炎、克罗恩病、慢性阑尾炎等。

（2）空腔脏器的张力变化：如胃肠痉挛或胃肠、胆道运动障碍等。

（3）腹腔脏器的扭转或梗阻：如慢性胃肠扭转。

（4）脏器包膜的牵张：因病变所致实质性脏器肿胀，导致包膜张力增加而发生的腹痛，如肝脏淤血、肝炎、肝脓肿、肝癌、肝囊肿、脂肪肝、脾大、胰腺假性囊肿等。

（5）中毒与代谢障碍：如铅中毒绞痛、急性血卟啉病、糖尿病酮症酸中毒等。常有下列特点：①腹痛剧烈而无明确定位；②腹痛剧烈，但与轻微的腹部体征呈明显对比；③有原发病临床表现与实验室检查特点。

（6）其他：慢性腹膜炎、肝脾周围炎、肿瘤浸润腹膜或网膜的感觉神经、胃肠神经功能紊乱等。

（二）疼痛的机制

1.内脏性疼痛

腹腔各脏器都有感受器，能感受脏器受到的刺激，通过交感神经，少部分通过副交感神经传到中枢。内脏感觉神经数目较少，细纤维占多数，传导速度快，无髓鞘，传导途径分散，一个脏器的感觉神经纤维经过几个节段的脊神经传入中枢。

2.躯体性疼痛

腹部皮肤、肌肉、腹膜壁层、肠系膜根部，都有躯体神经纤维分布，当其传入纤维受到炎症及其产物刺激时，疼痛分布在相应的脊髓神经所属的皮肤区。

3.感应性腹痛或牵涉痛

腹腔内的脏器发生病变时，不仅腹腔器官所在部位疼痛，而且远离该脏器的部位也会发生痛觉过敏或痛感，这种现象叫感应性腹痛。此种现象是由于内脏的痛觉神经纤维和被感应皮肤的感觉神经纤维进入同一脊髓阶段，内脏痛觉可激发脊髓躯体感觉神经元，或提高它的兴奋性所致。如急性阑尾炎的早期，患者感觉上腹部疼痛，这就是阑尾炎引起的感应性疼痛。当然内脏疼依然存在，但感应性疼痛较内脏痛更剧烈。

二、进一步询问

（一）病史

采集病史是诊断的重要手段，应力求克服片面性和表面性，重点应在腹痛方面。

1.年龄与性别

年龄小以肠道寄生虫、肠套叠、梗阻等较多；青壮年以阑尾炎、溃疡病急性穿孔、胆道蛔虫病、胰腺炎较为多见；中老年以胆石症、胆囊炎、肿瘤及乙状结肠扭转等发病率高。

性别来看，溃疡病急性穿孔、泌尿系统结石男性多于女性；急性胰腺炎女性多于男性，女性还可见于卵巢囊肿、宫外孕破裂。

2.过去病史

慢性病急性发作时尤须了解过去病史、手术史、月经史和生育史，为鉴别诊断提供重要线索。

3.起病情况

先驱症状对鉴别疾病的性质有一定帮助，如先有发热，呕吐，后有腹痛者，常为内科疾患；先有腹痛，后有发热，呕吐者，常为外科急腹症。另外，起病的缓急对鉴别诊断有参考价值，起病急剧并且情况迅速恶化者，多见于实质性脏器破裂、空腔脏器穿孔或急性梗阻、出血性坏死性胰腺炎等；而开始腹痛较轻，以后才逐渐加重者，多为炎症性病变。

（二）临床表现

1.疼痛的部位

一般腹痛的部位常为病变的所在。胃及十二指肠疾病、急性胰腺炎的疼痛位于中上腹部；肝胆疾患疼痛位于右上腹；急性阑尾炎疼痛常位于麦克伯尼点；小肠绞痛位于脐周；结肠绞痛常位于左下腹部；膀胱炎、盆腔炎、宫外孕破裂位于下腹部；弥漫性或部位不定的疼痛见于急性弥漫性腹膜炎、机械性肠梗阻、急性出血坏死性肠炎、血卟啉病、铅中毒、腹型过敏性紫癜等。

2.疼痛的性质

疼痛的性质与程度与病变性质密切相关。消化性溃疡穿孔常突然发生，呈剧烈的刀割样、烧灼样持续性中上腹痛；胆绞痛、肾绞痛、肠绞痛也相当剧烈，患者常呻吟不已，辗转不安；剑突下钻顶样疼痛是胆道蛔虫梗阻的特征；持续性广泛性剧烈腹痛见于急性弥漫性腹膜炎；脊髓痨胃肠危象表现为电击样剧烈绞痛。隐痛或钝痛多为内脏性痛，多由胃肠张力变化或轻度炎症引起；持续性胀痛，则可为麻痹性肠梗阻、急性胃扩张或实质性脏器肿胀包膜牵张所致；阵发性绞痛牵扯腰背，要考虑到小肠扭转的可能。

3.诱发加剧或缓解疼痛的因素

急性腹膜炎腹痛在静卧时减轻，腹壁加压或改变体位时加重；铅绞痛时患者常喜按；胆绞痛可因脂肪餐而诱发；暴食是急性胃扩张的诱因；酗酒和暴饮暴食是急性胰腺炎的重要发病因素；暴力作用常是肝、脾破裂的原因；部分机械性肠梗阻多与腹盆腔手术有关；急性出血性坏死性肠炎多与饮食不洁有关。

4.发作时间与体位的关系

胆胰疾病可能因进餐而加重；慢性、周期性、节律性疼痛常见于消化性溃疡；剧烈呕吐后的上腹剧痛可能是胃黏膜撕裂症；腹痛伴消化道出血与月经周期有关可能为子宫内膜异位症；左侧卧位可使上腹痛减轻提示胃黏膜脱垂；十二指肠壅滞症的特点是膝胸卧位疼痛和呕吐减轻；胰腺疾病时前倾位或俯卧位时减轻、仰卧位加重。

5.腹痛的放射

胆囊疾病常放射到背部肩胛区；腹腔炎症、出血，可刺激左右膈肌，疼痛分别向左右肩部放射；炎症或出血刺激后腹壁，则疼痛向腰背放射；输尿管结石、子宫附件病变，疼痛常向下腹及会阴部及大腿内侧放射；直肠、膀胱及子宫病变，疼痛放射到骶部。

6.伴随症状

急性腹痛伴随下列症状，有提示诊断的意义：①伴黄疸可见于急性肝及胆道疾病、胰腺疾病、急性溶血、大叶性肺炎等；②伴寒战、高热可见于急性化脓性胆道炎症、腹腔脏器脓肿、大叶性肺炎、化脓性心包炎等；③伴血尿常是泌尿系统疾病；④伴休克常见于急性腹腔内出血、急性梗阻性化脓性胆道炎症、绞窄性肠梗阻、消化性溃疡急性穿孔、急性胰腺炎、腹腔脏器急性扭转、急性心肌梗死、休克型肺炎等；⑤伴呕吐者常见于食管、胃肠病变，大量呕吐提示胃肠道梗阻；⑥伴反酸、嗳气者常见于十二指肠溃疡或胃。

7.疼痛的程度

腹痛剧烈者，表明可能有肠扭转、卵巢囊肿蒂扭转、泌尿系统结石病、急性胰腺炎、空腔脏器穿孔、胆道结石或胆道蛔虫等。腹痛较轻者，可能是阑尾炎或肠系膜淋巴结炎等，而隐痛者多为慢性疾病。腹痛的程度受个体对疼痛的敏感和耐受性的差异影响很大，应予以鉴别。

三、进一步查体

详细的腹部查体非常重要，但也不要忽略观察全身情况。

1.全身检查

除一般状况如血压、脉搏、体温、呼吸外，患者的神态可反映病情程度，如面色苍白、四肢厥冷、出汗等提示有休克，病情较严重；被动屈膝卧位、不敢移动，多提示腹膜炎；蜷曲体位、双手压腹、辗转不安者，多提示腹绞痛（结石或蛔虫）等等。

此外，还要注意有无皮肤出血点、斑疹、黄疸等，对诊断具有重要的提示。

2.局部检查

注意腹部的外形，是否对称或异常隆起，有无出血点（斑）、静脉曲张，手术的瘢痕可能提示腹腔粘连，甚至是肠梗阻的重要原因；脐周的出血提示内脏出血，左侧腹大片瘀斑可能是急性重症胰腺炎；全腹的触诊对于疾病部位的确定至关重要，椭圆形的包块提示肠管的可能，和脏器相连的包块既可能是肿大的脏器，也可能是该脏器肿瘤的形成；压痛、反跳痛和肌紧张腹膜刺激征的出现提示腹腔炎症或空腔脏器穿孔；胆囊压痛点阳性、麦克伯尼点压痛阳性分别提示急性胆囊炎和急性阑尾炎；局部叩诊阳性可能是自发性腹膜炎；鼓浊相间的叩诊音往往是结核性腹膜炎的特点；膀胱浊音界的出现和扩大可能是老年男性患者前列腺肥大或肿瘤所致；肠鸣音数量和性质的改变提示肠管正常、麻痹或梗阻（亢进）；血管杂音的出现可能是动脉瘤或肿瘤等。

症状与体征不符的疼痛，应注意胆道或泌尿道结石，或卵巢囊肿扭转的可能。

四、临床研究

腹痛是临床各科极其常见的症状之一，也是促使患者就诊的重要原因。腹痛的发生原因很复杂，发生机制各不相同，可以是器质性的，也可以是功能性的；可以是腹腔内脏器本身的病变所致，也可以是腹腔外疾病及全身性疾病所引起；还可能是神经反射所致。腹痛的起病急缓也因不同的疾病而不同，有的来势凶猛而急骤，有的起病缓慢而轻微。因此，详细地询问病史、完整的体格检查、必要的辅助检查等综合归纳分析，才能作出准确的判断。

1.内脏性疼痛的特点

①疼痛部位含混，接近腹中线；②疼痛感觉模糊，多为痉挛、不适、钝痛、灼痛；③常伴恶心、呕吐、出汗等自主神经兴奋症状。如肝、胆、胰、胃、小肠近段引起的腹痛多在上腹部，小肠、结肠近段引起的腹痛多在脐周，结肠远段、尿路、膀胱引起的腹痛多在下腹部。

2.躯体性疼痛的特点

①定位准确，可在腹部一侧；②疼痛的程度剧烈而持续；③可有局部腹肌僵直；④腹痛可因咳嗽、体位变化而加重，如患胃、肠穿孔和化脓性胆囊炎时，就产生躯体性疼痛。

3.急性腹膜炎腹痛的特点

①疼痛定位明显，一般位于炎症所在部位，可有牵涉痛；②呈持续性锐痛；③腹痛常因加压、改变体位、咳嗽或喷嚏而加剧；④病变部位压痛、反跳痛与肌紧张；⑤肠鸣音减弱或消失。

4.空腔脏器梗阻或扩张腹痛的特点

常为阵发性、绞痛性，可甚剧烈，患者表现为辗转不安。

5.腹内有蒂器官（卵巢、胆囊、肠系膜、大网膜等）急性扭转或绞窄时腹痛的特点

可引起强烈的绞痛或持续性剧痛；急性内脏破裂如肝破裂、脾破裂、异位妊娠破裂等，疼痛急剧并有内出血征象。

6.中毒与代谢障碍腹痛的特点

①腹痛剧烈而无明确定位；②腹痛剧烈，但与轻微的腹部体征呈明显对比；③有原发病临床表现与实验室检查特点。

第三节　腹泻

一、基本判断

腹泻是指排便次数增多（＞3 次/d），粪便量（＞200g/d），粪质稀薄（含水量＞85%）。急性腹泻发病急剧，但常 1～2d 自愈，病程在 2 周以内；腹泻超过 4 周，即为慢性腹泻。

（一）腹泻的病因

1.急性腹泻

（1）肠道疾病：各种细菌、真菌、病毒、原虫、蠕虫等所引起的炎症或肠黏膜的出血坏死、急性缺血性肠病、慢性炎症性疾病（如溃疡性结肠炎）的急性发作，以及急性肠道菌群失调、抗生素相关性肠炎（假膜性肠炎）等所致的腹泻。

（2）急性中毒：各种植物（如毒蘑菇）、动物（如河豚、鱼胆等）、化学药物（砷、磷、铅、汞等）中毒所导致的腹泻。

（3）全身性感染及急性传染病：如败血症、伤寒或副伤寒、钩端螺旋体病、霍乱或副霍乱、菌痢等。

（4）其他：如变态反应性肠炎、过敏性紫癜、某些药物（氟尿嘧啶、利血平、新斯的明）等。

2.慢性腹泻

（1）胃肠道疾病：胃癌、萎缩性胃炎、胃切除术后、慢性细菌性痢疾、肠结核、肠易激综合征、肠道菌群失调、溃疡性结肠炎、克罗恩病、嗜酸粒细胞性胃肠炎、结肠息肉、结肠癌、回盲部切除术后、慢性阿米巴结肠炎、放射性肠炎、肠淋巴瘤、类癌、盲袢综合征、原发性小肠吸收不良、Whipple 三联征。在血吸虫病流行区，慢性腹泻常见于结肠血吸虫病。

（2）肝、胆道、胰腺疾病：慢性肝炎、长期阻塞性黄疸、肝硬化、慢性胰腺炎、肝癌、胆管癌、胰腺癌、APUD 细胞瘤。

（3）全身性疾病：甲状腺功能亢进、糖尿病、尿毒症、系统性红斑狼疮、结节性多动脉炎、混合性风湿免疫疾病、动脉粥样硬化、食物过敏、慢性肾上腺皮质功能减退、甲状旁腺功能减退、垂体前叶功能减退、烟酸缺乏等。

（4）药物：尤其是抗肿瘤药物的不良反应和与抗生素相关的腹泻等。

（5）神经功能紊乱：如肠易激综合征（IBS）、神经功能性腹泻等。

（二）腹泻的发生机制

腹泻的发病机制大致可分为五大类：高渗性腹泻、分泌性腹泻、渗出性腹泻、吸收不良性腹泻、动力性腹泻。

1.高渗性腹泻（也称渗透性腹泻）

渗透性腹泻是由于肠腔内含有大量不能被吸收的溶质，使肠腔内渗透压升高，大量液体被动进入肠腔而引起腹泻。

引起渗透性腹泻的病因可分成两大类：①摄入不能吸收的溶质，包括某些泻药和其他一些药物，如硫酸镁、聚乙二醇（乙二醇聚乙烯，PEG）、甘露醇、山梨醇、乳果糖等；②小肠对糖类吸收不良。

渗透性腹泻有两大特点：①禁食后腹泻停止或显著减轻；②粪便渗透压差大。

所谓粪便渗透压差是指粪便渗透压与粪便电解质摩尔浓度之差。由于粪便在排出体外时，渗透压一般与血浆渗透压相等，因此，可用血浆渗透压代替粪便渗透压。计算公式：粪便渗透压差=血浆渗透压$-2\times$（粪Na^++粪K^+），血浆渗透压取恒数即290mmol/L。正常人的粪便渗透压差在$50\sim125$mmol/L，渗透性腹泻患者粪便渗透压主要由不被吸收的溶质构成，Na^+浓度往往少于60mmol/L，因此，粪便渗透压差＞125mmol/L。

2.分泌性腹泻

分泌性腹泻是由于肠黏膜上皮细胞电解质转运机制障碍，导致胃肠道水和电解质分泌过多或（及）吸收受抑制而引起的腹泻。常见于下列情况：

（1）外源性或内源性促分泌物刺激肠黏膜电解质分泌增加。促分泌物可分为三大类：①细菌肠毒素（如霍乱弧菌、大肠杆菌、沙门菌、金黄色葡萄球菌素或内毒素）；②内源性促分泌物（如肽、胺、前列腺素和APUD细胞肿瘤等物质），具有促进肠道分泌的作用；③内源性或外源性导泻物质（如胆酸、脂肪酸、某些泻药）。

（2）先天性肠黏膜离子吸收缺陷，如先天性氯泻为$Cl^-—HCO_3^-$交换机制缺陷；先天性钠泻为$Na^+—H^+$交换机制缺陷。

（3）广泛的肠黏膜病变，可最终导致肠上皮细胞水、电解质分泌增多和吸收减少。

单纯分泌性腹泻的特点：①禁食后腹泻仍然持续存在；②粪便渗透压差一般小于50mmol/L，粪便 Na+＞90mmol/L，这是由于粪便主要来自肠道过度分泌，其电解质组成及渗透压与血浆相当接近。

但要注意，在不少情况下可能没有这些特点。在一些小肠吸收不良疾病如乳糜泻，同时有分泌性腹泻和渗透性腹泻机制参与，由于糖吸收不良而引起渗透性腹泻，同时又由于大量未吸收的脂肪酸而引起分泌性腹泻，粪便渗透压差可＞50mmol/L，禁食后腹泻也可明显减轻。

3.渗出性腹泻（又称炎症性腹泻）

渗出性腹泻是肠黏膜的完整性因炎症、溃疡等病变而受到破坏，造成大量渗出引起的腹泻。此时炎症渗出虽占重要地位，但因肠壁组织炎症及其他改变而导致肠分泌增加、吸收不良和运动加速等病理生理过程在腹泻发病中亦起很大作用。

渗出性腹泻可分为感染性和非感染性两大类。前者包括细菌、病毒、寄生虫、真菌感染等，后者包括免疫因素、肿瘤、物理化学因素及血管性疾病等引起的肠道炎症。

渗出性腹泻的特点：粪便含有渗出液和血。结肠特别是左半结肠病变多有肉眼脓血便。小肠病变渗出物及血均匀地与粪便混在一起，除非有大量渗出或蠕动过快，一般无肉眼脓血，需显微镜检查才能发现。

4.肠运动功能异常性腹泻

肠运动功能异常性腹泻是由于肠蠕动加快，以致肠腔内水和电解质与肠黏膜接触时间缩短，未被充分吸收而导致的腹泻。

引起肠道运动加速的原因：①肠腔内容量增加引起反射性肠蠕动加快；②某些促动力性激素或介质（如5-羟色胺、P物质、前列腺素等）的释放；③支配肠运动的神经系统异常。

事实上，渗出性腹泻或分泌性腹泻，由于肠腔内容量增加，均可引起反射性的肠蠕动加快，因此这类腹泻必然有肠运动功能异常的机制参与。

临床上，在腹泻发病机制中肠运动功能增加起主要作用或重要作用的腹泻常见于以下几种情况：①肠易激综合征的腹泻；②许多全身性疾病通过神经体液的因素可引起肠功能紊乱性腹泻，如糖尿病性神经病变、类癌综合征、甲状腺功能亢进、肾上腺皮质功能减退危象等；③外科手术如胃大部分切除术、回盲括约肌切除术、肛门括约肌切除术后食物通过胃肠道加快，迷走神经切除术后胃肠运动抑制减弱，均可引起腹泻；④腹腔或盆腔炎症可反射性引起肠蠕动加快而致腹泻。

单纯肠运动功能异常性腹泻的特点：粪便不带渗出物和血。

5.吸收不良性腹泻

由肠黏膜的吸收面积减少或吸收障碍所引起，如小肠大部分切除、吸收不良综合征等。此类往往与以上几类同时或先后存在，其特点是常伴有未消化的食物。

二、进一步询问

1.起病与病程

急性腹泻起病骤然，病程较短，多为感染或食物中毒所致；慢性腹泻起病缓慢，病程较长，多见慢性感染、肠道肿瘤、非特异性炎症、吸收不良、神经功能紊乱。

2.腹泻与腹痛的关系

感染性腹泻腹痛明显；小肠疾病的腹泻疼痛常在脐周，便后疼痛缓解不明显；而结肠疾病的疼痛在下腹，常有便后缓解的特点；分泌性腹泻往往无腹痛的特点。

3.腹泻次数和便量

急性感染性腹泻每天便次可达 10 次以上；粪便量多、呈稀薄样，多提示小肠腹泻；慢性腹泻便数较少；分泌性腹泻粪便量较大（＞1L/d），渗出性腹泻便量较少，中毒性痢疾时便次较多，但便量较少。

4.肛门指诊

肛门指诊简单易行，直肠癌大部分在直肠，均可通过肛门指诊触及，故对于诊断直肠癌极有意义。

三、进一步检查

1.粪便检查

粪便检查对腹泻的诊断非常重要，为实验室的常规检查，一些腹泻经粪便检查就能作出病因诊断。常用的检查有大便隐血实验，涂片查细胞、脂肪、寄生虫及虫卵、肠道菌群比例和大便培养细菌等。

（1）细胞。

红细胞：正常粪便中无红细胞，肠道下段炎症（如痢疾、溃疡性结肠炎）结肠癌或出血时可见。阿米巴痢疾粪便中红细胞远多于白细胞，成堆存在，并有残碎现象；细菌性痢疾者粪便中红细胞少于白细胞，分散存在，形态正常。

白细胞：细菌性痢疾时，可见大量与黏液相混的脓细胞；过敏性肠炎、肠道寄生虫病（尤其是钩虫病及阿米巴痢疾）时，粪便中可见较多的嗜酸性粒细胞，还可伴有夏科—莱登结晶。

巨噬细胞：巨噬细胞体积大于一般白细胞，核较大而偏于一侧，见于细菌性痢疾。

肠黏膜上皮细胞：整个小肠、大肠的黏膜上皮细胞均为柱状上皮，只有直肠齿状线处由复层立方上皮及未角化的复层鳞状上皮所被覆。正常生理情况下，少量脱落的柱状上皮细胞多已破坏，故正常粪便中见不到。当有炎症时可增多，且呈卵圆形，或短柱状，两端钝圆，常夹杂于白细胞之间，在伪膜性肠炎的黏膜小块中多见。此外，黏冻性分泌物中亦大量存在。

肿瘤细胞：取乙状结肠癌、直肠癌患者的血性粪便，及时涂片染色，可能找到成堆的癌细胞。

（2）寄生虫。

镜检找到各种寄生虫卵、原虫滋养体及其包囊是诊断寄生虫引起腹泻的主要依据。

（3）食物残渣。

正常粪便中的食物残渣均系充分消化后的无定形细小颗粒，仅可偶见淀粉颗粒和脂肪小滴等。

淀粉颗粒：为大小不等的卵圆形颗粒。

脂肪小滴：正常粪便中偶见中性脂肪及结合脂肪酸，在肠蠕动亢进腹泻及胰腺外分泌功能减退时可见增多，尤其多见于慢性胰腺炎、胰头癌时所引起的消化不良性腹泻。

肌肉纤维：日常食用的肉类主要是动物的横纹肌，经蛋白酶消化分解后多消失，大量肉食后可见少许。多量出现时见于肠蠕动亢进腹泻及蛋白质消化不良，亦可见于胰腺外分泌功能减退。

植物细胞及植物纤维：其形态多样，正常粪便中仅可见少量，肠蠕动亢进腹泻时增多。

2.血液检查

血红蛋白、白细胞及其分类（嗜酸性粒细胞）、血浆蛋白、电解质、血浆叶酸和维生素 B_{12} 浓度、肾功能及血气分析等对慢性腹泻的诊断很重要。

3.小肠吸收功能试验

（1）粪脂测定。

粪涂片苏丹Ⅲ染色观察脂肪滴作为初筛检查。脂肪平衡试验平均 24h 脂肪量大于 6g 或脂肪吸收率小于 90%时，提示脂肪吸收不良。

（2）糖类吸收试验。

右旋木糖吸收试验：木糖是一种五碳糖，与其他单糖不同，它在小肠通过易化扩散而不完全吸收。试验时，50%右旋木糖被小肠吸收，大约吸收的一半在体内代谢，剩下的在尿中排出。在肾功能正常的情况下，口服一定量的右旋木糖后，测定尿中排出量，可以间接反映小肠吸收功能，正常时约 25%摄入的右旋木糖由尿排出。该实验的敏感性为 91%，特异性为 98%。方法是禁食一夜后空腹排出尿液，口服 5g 右旋木糖，鼓励患者多饮水，以保持尿量。收集 5h 全部尿液，测定其中右旋木糖。正常时，5h 尿中排出量应大于或等于 1.2g。该实验结果阳性反映空肠疾患或小肠细菌过度生长引起的吸收不良。

氢气呼气试验：正常人对绝大多数可吸收的糖类在到达结肠前可以完全吸收。肠道细菌发酵代谢未被吸收的糖类是人体呼气中氢气的唯一来源。利用这一原理，可测定小肠对糖类的吸收不良。当空腹时给一定量的双糖（如乳糖、蔗糖）或单糖（葡萄糖），正常时在小肠中全部被消化吸收，呼气中无或仅有微量的氢气。呼气中氢气增多，说明小肠内有双糖或单糖吸收不良。方法是让患者禁食一夜后，口服 20%葡萄糖溶液 50mL（10g 葡萄糖），然后用气相色谱仪测定禁食时及 30min、60min、120min 和 180min 呼气中的氢气浓度。若任一时段的氢气浓度比禁食时明显增加，则说明该糖吸收不良。该方法最常用来检测乳糖吸收不良，也可用于少见的蔗糖不良或葡萄糖和半乳糖转运缺陷。

（3）蛋白质吸收试验。

原发性脂肪泻患者的氮吸收功能亦常发生障碍，但不如脂肪吸收功能障碍明显。临床上所见大量蛋白质在粪便中丢失，常见于胰蛋白分解酶分泌障碍或蛋白丢失性肠病。所以临床上很少用蛋白质吸收实验即氮平衡试验来诊断吸收不良。

（4）维生素 B_{12} 吸收试验。

维生素 B_{12} 是含钴（Co）的维生素，其吸收的主要部位在回肠末端，吸收过程需要内因子和胰蛋白酶参与。口服小剂量 ^{58}Co 或 ^{57}Co 标记的维生素 B_{12}，同时肌内注射维生素 $B_{12}1mg$，使肝内库存饱和。收集 24h 尿液，测尿内放射性含量。正常人 24h 尿液内排出放射性维生素 $B_{12}8\%\sim10\%$或更高。回肠末端吸收功能不良，或回肠末端切除后，所测排出的量小于 8%。

（5）胆盐吸收试验。

在广泛回肠病变、回肠切除或旁路时，内源性导泻物质胆盐重吸收发生障碍，使进入结肠的胆盐增多，刺激结肠分泌增加，导致分泌性腹泻。放射性的牛黄胆酸类似物不受肠内细菌分解，正常人 24h 存留口服量的 80%，72h 存留 50%，7d 存留 19%。用硒 ^{75}Se-牛黄胆酸潴留试验，可了解有无回肠病变所致胆盐吸收障碍。

4.血浆胃肠多肽和介质测定

特别是对于各种 APUD 肿瘤引起的分泌性腹泻有重要诊断价值。

5.器械检查

（1）B 超。

超声波是了解有无肝胆胰疾病的最常用方法。

（2）X 线检查。

包括腹部平片、钡餐、钡灌肠、CT 及选择性血管造影，有助于观察胃肠道黏膜的形态、胃肠道肿瘤、胃肠动力等。螺旋 CT 仿真内镜，提高了肠道病变的检出率和准确性。

（3）内镜检查。

乙状结肠镜检查：简单易行，检查 1 次只需 5min，痛苦小，可直接看到肠黏膜病变，并可在检查过程中取肠黏膜活检及做肠拭子细菌培养，阳性率高，故对于鉴别诊断意义大。

纤维肠镜检查：可以从肛门看到回盲部，视野清晰，检查全面、直接，可以发现比较轻微、范围小的病变，可摄片、拍电影录像，对于结肠的肿瘤、炎症等病变具有重要诊断价值。

小肠镜（包括胶囊小肠镜）检查：可观察各组小肠病变，并可取活检及吸取空肠液做培养；小肠黏膜活检有助于胶原性乳糜泻、热带性乳糜泻、某些寄生虫感染、克罗恩病、小肠淋巴瘤等的诊断。ERCP 有助于胆、胰疾病的诊断。

（4）钡灌肠。

部分患者肠道狭窄或痉挛，肠腔不易通过，需要进行钡灌肠。可观察全结肠病变，且钡灌肠更为安全、痛苦小，可弥补纤维肠镜的不足。

四、临床研究

1.了解正常消化道分泌液的平衡

在禁食期间，肠腔内含极少量液体。但每日摄取三餐后，约有 9L 液体进入肠道，其中 2L 来自所摄取的食物和饮料，而其余为消化道分泌液。通过小肠的食糜容量取决于摄取食物的性质，高渗性饮食所造成的容量比等渗或低渗者大得多。在通过小肠的过程中，食糜转变为与血浆相同的渗透压。因此，在到达末端回肠时，它已是等渗状态，每日有 1~2L 液体进入结肠，而结肠有巨大的吸收水分的能力，每日粪中水分仅 100~200mL。总之，肠道能处理大量来自上消化道分泌液和食物中的水和电解质，正常粪中丢失很少。

2.掌握急慢性腹泻的临床特点

急性感染性腹泻为全球第二位常见死亡原因，儿童死亡的首位病因。儿童、老人、集体就餐、旅游者和艾滋病患者是感染性腹泻的易感人群。急性感染性腹泻常由明确的病原微生物引起，可伴有呕吐、腹痛和全身水、电解质平衡紊乱。急性感染性腹泻病程多呈自限性，诊断主要依赖对病原微生物的检查。治疗措施包括纠正水、电解质平衡紊乱，正确使用抗生素，病原清除剂（如十六角蒙脱石），调节肠道菌群失调（如双歧杆菌、乳酸杆菌等），以及适当使用抑制胃肠动力药（洛哌丁胺等）。

慢性腹泻的病因复杂，除肠道感染性疾病如菌痢、肠结核、梨形鞭毛虫病外，还有肠道非感染性炎症，如炎症性肠病、放射性肠炎、肿瘤、原发性小肠吸收不良、慢性胰腺炎、短肠综合征、盲袢综合征、乳糖酶缺乏、IBS、糖尿病和甲状腺功能亢进等。应根据病史和临床表现进行实验室检查和影像学诊断，然后针对病因对症治疗。

3.腹泻的一般治疗

腹泻是症状，治疗应针对病因。但相当部分的腹泻须根据其病理生理特点给予对症和支持治疗。

（1）病因治疗：感染性腹泻需根据病原体进行治疗；乳糖不耐受症和麦胶性乳糜泻须分别剔除食物中的乳糖或麦胶类成分；高渗性腹泻应停食高渗的食物或药物；胆盐重吸收障碍引起的结肠腹泻可用考来烯胺吸附胆汁酸而止泻；治疗胆汁酸缺乏所致的脂肪泻，可用中链脂肪代替日常食用的长链脂肪，前者无须经结合胆盐水解和微胶粒形成等过程而直接经门静脉系统吸收。

（2）对症治疗：①纠正腹泻所引起的水、电解质紊乱和酸碱平衡失调。②严重营养不良者，应给予营养支持。谷氨酰胺是体内氨基酸池中含量最多的氨基酸，它虽为非必需氨基酸，但它是生长迅速的肠黏膜细胞所特需的氨基酸，与肠黏膜免疫功能、蛋白质合成有关。因此，对弥漫性肠黏膜受损者，谷氨酰胺是黏膜修复的重要营养物质，在补充氨基酸时应注意补充谷氨酰胺。③严重的非感染性腹泻可用止泻药。

第四节　呕血

一、基本判断

屈氏韧带以上的消化道出血称为上消化道出血，临床表现为呕血和黑粪，数小时内失血量超过 1000mL 或循环血量 20%，伴有急性周围循环障碍，则为上消化道大出血，是临床常见急症，病情严重者可危及生命。血液从口腔呕出，称为呕血。

引起呕血的病因很多，最常见者首先为消化道溃疡，其次为食管和胃底静脉曲张破裂和急性胃黏膜病变。

1.食管疾病

食管炎、食管癌、食管静脉曲张破裂、食管异物、食管贲门黏膜撕裂等。

2.胃与十二指肠疾病

消化性溃疡，由药物和应激引起的急性胃黏膜病变、慢性胃炎、胃癌等。

3.肝胆疾病

肝硬化门静脉高压、肝癌、肝脓肿、胆囊与胆管结石等。

4.胰腺疾病

胰腺癌、急性胰腺炎合并脓肿等。

5.急性传染病

流行性出血热、重症肝炎等。

6.血液病

白血病，血小板减少性紫癜，血友病等。

7.其他

尿毒症、肺心病、血管瘤等。

二、进一步询问

对于一个呕血的患者要询问：呕血发生的时间、呕血的量及颜色、有无夹杂食物、呕血前有无腹痛、呕血后有无黑便、是否伴随发热、呕血前有无特殊食物史、既往有无反酸、胃灼热感等病史、有无胃肠疾病及肝脏疾病病史、有无长期服药史及饮酒史、有无近期内消瘦等。

三、进一步查体

对于任何一个出血的患者，首先要进行生命体征的检查，注意患者的心率、血压、呼吸、尿量及神志变化，必要时进行中心静脉压的测定。观察呕血及黑便的情况，对老年及危重患者要进行心电监护。

除此之外，患者的面色、周身皮肤黏膜颜色、有无出血点、有无腹痛、腹痛位置及性状、有无反跳痛及肌紧张、有无肝掌及蜘蛛痣、肠鸣音是否活跃等也是要注意的体征。

对于非食管静脉曲张破裂出血的患者，阳性体征可能很少，患者可以只有轻微腹痛，且多位于上腹正中或偏左位置。

对于食管静脉曲张破裂出血的患者，可有肝硬化患者的体征，如肝掌、蜘蛛痣、巩膜黄染、腹腔积液等。

如查体可见到肝硬化患者的典型体征，则患者可能为肝硬化食管破裂出血，但肝硬化患者的上消化道出血不一定都是食管胃底静脉曲张破裂所致，一部分可来自消化道溃疡、急性出血糜烂性胃炎。

四、临床研究

1.判断是不是呕血

（1）排除口、鼻、咽喉部出血及进食物药物所致黑粪，与咯血鉴别。

（2）区分上或下消化道出血：根据出血部位、速度和量，下胃管观察胃液及急诊胃镜。

2.呕血量呕血的临床表现

主要视出血量的多少和速度而定，首先可根据患者病情进行出血量大小的判断，成人每日消化道出血 5～10mL 粪便隐血阳性，每日出血量 50～100mL 可出现黑粪，胃内积血在 250～300mL 可引起呕血，一次出血量超过 400～500mL，可出现全身症状，如头昏、心悸、无力等，短时间内出血超过 1000mL，可出现周围循环衰竭表现。

根据出血的性状可判断出血量，呕血前患者多有上腹不适及恶心，继而呕出血性胃内容物。出血量多且在胃内停留时间短，则呈鲜红色、黯红色或混有血块；呕血量少或在胃内停留时间长，则因血红蛋白与胃酸作用而形成酸化正铁血红素，呕吐物呈咖啡渣样棕褐色。呕血的同时因部分血液经肠道排出体外，可形成黑便。

若出血量较大可以出现失血性休克，其程度轻重与出血量多少、出血速度等有关。出血量越大、出血速度越快、则病情就越重，常表现有面色苍白、出冷汗、烦躁、口渴、头晕、乏力、心悸、脉搏增快等，严重时出现脉搏减弱、血压下降、呼吸急促等急性周围循环衰竭的表现。某些患者失血性休克的症状与体征可发生在呕血与黑便之前。如果出现失血性休克的表现，则患者病情危重，需要进行抢救。

3.有无全身反应

多数出血量大的患者在 24h 内出现发热，一般体温不超过 38.5℃，可持续 3～5d。

急性出血早期，血常规无改变，以后由于组织液渗入，血液被稀释，才出现红细胞与血红蛋白的减少。因此，大出血早期不能根据红细胞数与血红蛋白量来判断有无出血及出血量。

呕血的同时因部分血液进入肠道，血红蛋白的分解产物在肠内被吸收，故在出血数小时后血中尿素氮开始上升，24~48h可达高峰。如无继续出血3~4d可降至正常。

4.出血的病因

（1）根据临床表现及既往史：慢性、周期性、节律性上腹痛多提示出血来自消化性溃疡，尤其在出血前疼痛加剧，出血后减轻更有助于诊断。有病毒性肝炎、血吸虫病、酗酒等病史及肝病和门静脉高压的临床表现者，出血量较大且颜色新鲜，可能是食管胃底静脉曲张破裂出血。服用非甾体抗炎药、大量饮酒或应激状态可引起急性糜烂出血性胃炎。中年以上患者近期出现上腹痛、消瘦、贫血等表现，要警惕胃癌的可能。剧烈恶心、呕吐后出血可能为食管贲门黏膜撕裂综合征。

（2）实验室检查：血常规、肾功能、呕吐物及粪便隐血、肝功、肝炎标志物、粪便查血吸虫卵等。

（3）胃镜检查：是目前诊断上消化道出血病因的首选检查方法，同时有治疗作用，急性糜烂出血性胃炎及血管异常常须急诊内镜检查确诊（出血后24~48h进行）。

（4）超声和CT：检查肝、胆、脾、胰腺。

（5）X线钡餐检查：一般经胃镜检查原因未明，疑病变在十二指肠降段以下小肠段时有诊断价值。通常在出血停止至少3d后进行。

（6）选择性动脉造影和放射性核素扫描：当患者有活动性出血，经上述检查原因未明时采用，出血速度前者＞0.5mL/min，后者＞0.1mL/min，才能显示出血部位，不能明确病变性质，但有利于手术探查的患者。

5.出血是否停止或再出血

对于一个呕血的患者，还要进行是否有继续出血或再出血表现的判断，下列情况表示有活动性出血：①反复呕血或黑粪次数增多、稀薄伴肠鸣音亢进；②周围循环衰竭的表现经充分补液无改善或恶化；③血红蛋白浓度、红细胞计数与红细胞比容继续下降、网织红细胞计数持续增高；④补液与尿量足够时，血尿素氮持续升高；⑤胃管里抽出鲜红色血液。

6.如何快速止血

急诊胃镜及胃镜下止血为诊断及治疗的首选方法，可解决 90%以上的上消化道出血的病因诊断，但应在 24h 内进行，对于一些药物治疗效果不佳的非食管静脉曲张破裂性出血的患者，更应进行胃镜检查，以明确诊断及进行内镜下的一些治疗。对于判断为非食管静脉曲张破裂出血的患者，提高胃内 pH 是止血的关键。此时，宜在短期内将胃内 pH 提高到 6 以上，质子泵抑制剂为首选治疗药物。对于肝硬化食管静脉曲张破裂出血，则以降低门脉压力为主、抑酸剂为辅，此时应使用生长抑素类药物。

第五节 便血

一、基本判断

消化道的出血经肛门排出体外，称为便血。引起呕血的原因均可致便血，此外便血还见于下消化道。

常见便血的原因：

1.直肠与肛管疾病

如直肠癌、直肠息肉、直肠炎、痔、肛裂、肛瘘等。

2.结肠疾病

如结肠癌、结肠息肉、急性细菌性痢疾、溃疡性结肠炎等。

3.小肠疾病

肠结核、伤寒、急性出血坏死性肠炎、小肠肿瘤、肠套叠等。

二、进一步询问

须询问便血的颜色、性状、量、是否混有正常粪便、便血与排便的先后关系、便血持续的时间、腹部有无疼痛、是否伴有肛门部疼痛、既往有无便血、既往有无肛周疾病史、体重有无改变等。

三、进一步查体

便血的患者常规要进行肛诊，可以排除肛周疾病及低位肠道肿瘤。如肛诊时触及痔疮，则可结合病史做出判断；如触及肿物，应进一步行肠镜及病理进行确诊。腹部查体也是必要的，重点在腹部有无疼痛、有无包块等。如触及包块，应注意其大小、活动度、与周围组织粘连程度等。

四、临床研究

1.是否为下消化道出血

血便的颜色可呈鲜红、黯红或黑色，颜色的差异主要与下列因素有关：①出血部位；②出血量的多少；③血液在肠腔内停留时间的长短。

出血部位越低，出血量越大，排出越快，则颜色越鲜红。上消化道出血多为柏油样便，但上消化道大出血伴肠蠕动加速时，可排出较新鲜血便；下消化道出血往往排出较鲜红血便；但小肠出血时，如血液在肠内停留较长时间，亦可呈柏油样便。

2.便血的原因

仔细观察血便的颜色、性状及气味等对寻找病因及确立诊断有一定的帮助，如阿米巴痢疾多为黯红色果酱样脓血便；急性细菌性痢疾多为黏液脓性鲜血便；急性出血性坏死性肠炎可排出洗肉水样粪便，并有腥臭味。若血色鲜红不与粪便相混合，仅黏附于粪便表面或于排便前后有鲜血喷出者，提示直肠或肛管疾病出血，如痔、肛裂或直肠肿瘤出血。

短期内出现体重明显下降或腹部可触及包块者，首先考虑肠道肿瘤。老年人出现排便性状改变亦要重点注意肿瘤的发生。

对于便血的患者常规要进行血常规、尿常规、便常规的化验，便培养、肠镜的检查等以明确诊断及治疗。小肠疾病所致出血还缺乏检查的手段，可到上一级医院进行胶囊内镜或小肠镜的检查。

第六节 蜘蛛痣

一、基本判断

蜘蛛痣是由一支中央小动脉及其许多向外辐射的细小血管扩张而成,形似蜘蛛,故称为蜘蛛痣。

二、进一步询问

女性由于雌激素水平的变化,可能出现蜘蛛痣,通常分布于手背及前臂,单个、较小,无生殖系统疾病和肝病病史。除此之外,蜘蛛痣的出现均要考虑疾病的可能,尤其是男性、长期大量饮酒、有病毒性肝炎病史等,以期得到早期诊断和治疗。

三、进一步查体

蜘蛛痣主要在面、颈、手背、上臂、前臂、前胸和肩部等上腔静脉分布的区域内。检查时,可用铅笔或火柴头压迫蜘蛛痣的中心,其辐射状小血管网即褪色,去除压力后又再次出现。

四、临床研究

发现蜘蛛痣未必就是疾病,如上所述青春期女性也可出现,属于正常生理性的。在病理情况下,要注意蜘蛛痣出现的时间、强度变化、数目多少及变化等,判断有无肝脏损害、程度,以及门脉高压的有无、程度,甚至可以预测是否有近期出血的可能,及时进行预防和治疗。

蜘蛛痣常见于慢性肝炎或肝硬化。健康妇女在妊娠期间也可出现。现在认为蜘蛛痣的大小与肝脏功能有关,出现大的蜘蛛痣则表明肝功能不佳。也有人认为蜘蛛痣的多少和大小与食管静脉的压力有关,食管静脉压力越高,蜘蛛痣的数量增多、直径增大,消化道出血的危险性增加;蜘蛛痣的数量突然减少、直径缩小,可能提示发生了消化道出血。但没有蜘蛛痣并不等于没有门脉高压症。

第七节 黄疸

一、基本判断

黄疸是高胆红素血症的临床表现，即由于血中胆红素浓度增高使巩膜、皮肤、黏膜及其他组织和体液发生黄染现象。正常血中胆红素浓度为 $5\sim17\mu mol/L$（$0.3\sim1.0$ mg/dL），主要为非结合胆红素。如胆红素超过正常值而无肉眼黄疸时，称隐性或亚临床黄疸，此时血中胆红素浓度常小于 $34\mu mol/L$。黄疸不是一个独立疾病，而是许多疾病的一种症状和体征，尤其多见于肝胆胰疾病。如血中胆红素浓度不高，而巩膜或皮肤发黄，则为假性黄疸，常见于服用某些药物如新生霉素或米帕林等。

正常人每天生成胆红素 $250\sim360mg$，其中 80% 以上来自循环中衰老的红细胞，红细胞平均寿命 120d，衰老的红细胞所释放的血红蛋白被肝、脾、骨髓内单核巨噬细胞系统吞噬、破坏和分解，在组织蛋白酶的作用下，成为血红素与珠蛋白。血红素经微粒体血红蛋白加氧酶作用转变为胆绿素，胆绿素再由胆绿素还原酶催化生成胆红素。1g 的血红蛋白能生成 34mg 胆红素。

上述所形成的胆红素为游离胆红素，因未经肝细胞摄取、未与葡萄糖醛酸结合，故称非结合胆红素。游离胆红素在血液循环中与白蛋白结合，形成胆红素－白蛋白复合物，运至肝脏。非结合胆红素又称间接胆红素，为脂溶性，因与白蛋白结合在一起，故不能从肾小球滤过。

非结合胆红素在微粒体内经葡萄糖醛酸转移酶催化，与葡萄糖醛酸基相结合，形成结合胆红素，约占胆红素的 20%，结合胆红素又称直接胆红素。

结合胆红素产生后由肝脏排出，经由胆道系统进入肠腔，在回肠末端及结肠，经肠道细菌脱氢作用还原为尿胆原，大部分随粪便排出，称为粪胆原。小部分经回肠下段或结肠重吸收，通过门静脉血回到肝脏，转变为胆红素或未经转变再随胆汁排入肠内，这一过程为胆红素的"肠肝循环"。从肠道重吸收的尿胆原，有很少部分进入体循环，经肾排出。

根据发病学分为溶血性黄疸、肝细胞性黄疸、胆汁淤积性黄疸和先天性黄疸。临床上以前三种多见。根据胆红素代谢过程中主要环节的障碍可分为以非结合胆红素升高为主的黄疸和以结合胆红素升高为主的黄疸。

二、进一步询问

有无大量服用胡萝卜素及米帕林等药物史，黄疸发生的时间，起病的急缓，有无瘙痒，有无伴随发热腰痛等症状，有无腹痛，有无疲乏无力等情况，粪便是否正常，有无陶土色便，尿色如何，有无肝炎等疾病史，有无胆道系统疾病史等。

三、进一步查体

观察患者黄疸分布；观察黄疸的颜色；有无肝病病容，有无肝掌及蜘蛛痣，有无腹腔积液、双下肢水肿等；有无肝脾大、有无胆囊大等；有无腹痛、腹部包块等。

黄疸患者查体方面没有特殊体征，应进行系统全面的查体，以帮助明确诊断。

溶血性黄疸皮肤呈淡黄色或柠檬色，可伴有不同程度的贫血；呈金黄色黄疸则多见于肝细胞性黄疸；慢性肝内胆淤时肤色较深；梗阻性黄疸皮肤颜色最深。黄疸伴肝性病容，周身色素沉着，肝掌及蜘蛛痣者多为肝硬化患者。如黄疸患者查体有肝区疼痛及肝大，多为急性或中毒性肝炎患者。如可触及脾脏，则为肝硬化失代偿期及慢性溶血性疾病，伴有胆囊大，一般为肝外梗阻性黄疸。

四、临床研究

对于一个黄疸患者，首先要判断是否为真性黄疸，之后再进行黄疸类型的判断。

1.判断是否为真性黄疸

（1）真性黄疸：黄染首先出现于巩膜，离角膜缘越远黄染越明显。

（2）假性黄疸：多见于摄入过量的含胡萝卜素多的食物（如胡萝卜、南瓜、柑橘等）、服用大剂量米帕林后，可有周身皮肤黄染，但无巩膜及黏膜黄染。

2.根据发病学判断黄疸的类型

根据发病学分为溶血性黄疸、肝细胞性黄疸、胆汁淤积性黄疸和先天性黄疸。临床上以前三种多见。

（1）溶血性黄疸。

特点：①皮肤、黏膜呈柠檬色；②贫血或血红蛋白尿；③常伴有发热、腰痛等症状；④生化检查见网织红细胞增多，胆红素升高以间接胆红素为主，尿胆原（+），尿胆红素（-），溶血象（+），骨穿示红系增生活跃。

常见疾病：先天性溶血性黄疸如海洋性贫血，遗传性球形红细胞增多症；后天获得性溶血性贫血如自身免疫性溶血性贫血，新生儿溶血，不同血型输血后的溶血，蚕豆病、伯氨喹、蛇毒及阵发性睡眠性血红蛋白尿等。

（2）肝细胞性黄疸。

特点：①皮肤、巩膜呈金黄色或橘黄色；②伴有乏力、食欲缺乏、出血倾向等肝功能减退症状；③生化检查见肝功能异常，转氨酶明显升高，直接胆红素、间接胆红素均升高，尿胆原（+），尿胆红素（+）。

常见疾病：各种使肝细胞广泛损害的疾病如病毒性肝炎、肝硬化、中毒性肝炎、钩端螺旋体病、败血症等。

（3）胆汁淤积性黄疸。

特点：①皮肤、巩膜呈黯黄色或深绿色；②皮肤瘙痒，大便变浅呈陶土色；③生化检查见胆红素升高以直接胆红素升高为主，血清碱性磷酸酶和胆固醇增高，可有转氨酶升高，尿胆红素（+），尿胆原（-）。

常见疾病：胆汁淤积可分为肝内性和肝外性，肝内性又可分为肝内阻塞性胆汁淤积和肝内胆汁淤积，前者见于肝内泥沙样结石、癌栓、寄生虫病（如华支睾吸虫病），后者见于毛细胆管型病毒性肝炎、药物性胆汁淤积（如氯丙嗪、甲睾酮等）、原发性胆汁淤积性肝硬化、妊娠期复发性黄疸等。肝外胆汁淤积可由胆总管结石、狭窄、炎性水肿、肿瘤及蛔虫等阻塞所引起。

（4）先天性非溶血性黄疸。

特点：①幼年起病；②症状轻微，黄疸呈波动出现；③有家族史；④肝功能除胆红素增高外余正常。

常见疾病：Gilbert 综合征、Crigler-Najjar 综合征、Rotor 综合征、Dubin-Johnson 综合征。

3.根据胆红素代谢过程判断黄疸类型

根据胆红素代谢过程中主要环节的障碍可分为以非结合胆红素升高为主的黄疸和以结合胆红素升高为主的黄疸。

（1）以非结合胆红素升高为主的黄疸：①胆红素生成过多，如先天性和获得性溶血性黄疸；②胆红素摄取障碍，如 Gilbert 综合征等；③胆红素结合障碍，如 Gilbert 综合征、Crigler-Najjar 综合征等。

（2）以结合胆红素升高为主的黄疸：①肝外胆管阻塞，如胆结石、胰头癌等；②肝内胆管阻塞，如广泛肝内胆管结石等；③肝内胆汁淤积，如肝炎、药物性肝病等。

4.根据流行病学判断黄疸类型

①小儿多见先天性黄疸；②青壮年多见胆囊炎、胆石症、胆道蛔虫等良性病；③老年人多见胆管癌、胰头癌等消化系统恶性肿瘤等；④中年女性须考虑自身免疫性肝病；⑤病毒性肝炎可见于任何年龄。

5.根据既往史及家族史判断黄疸类型

①病毒性肝炎：常有家族史、接触史或输血史；②酒精性肝病：长期大量饮酒史；③先天性黄疸：家族史；④药物性肝病：服药史（如利福平、对乙酰氨基酚、中药等）；⑤梗阻性黄疸：既往可有胆绞痛病史、胆道手术史；⑥自身免疫性肝病：家族史。

6.根据伴随症状判断黄疸类型

①伴发热：急性胆系感染、病毒性肝炎、急性溶血、败血症、肝癌、钩端螺旋体病等；②伴胆绞痛：胆石症、胆道蛔虫病等；③伴呕血、便血：肝硬化、重症肝炎、壶腹周围癌等；④伴肝脏缩小：重症肝炎肝坏死；⑤伴肝脏增大：病毒性肝炎、酒精

性肝病、胆道梗阻、肝癌、急性胆系感染等；⑥伴胆囊增大：胰头癌、壶腹癌、胆囊炎、胆石症等；⑦伴脾大：病毒性肝炎、肝硬化、溶血性黄疸、淋巴瘤、败血症、疟疾、钩端螺旋体病等；⑧伴腹腔积液：肝硬化、重症肝炎、肿瘤等；⑨伴消瘦：肿瘤。

第八节　腹腔积液

一、基本判断

正常情况下，腹腔内可以有少量液体，但一般不会超过 200mL。腹腔积液是腹腔内液体的病理性积聚。腹腔积液形成的病因较多，第一位是肝硬化，占 42.5%；第二位是肿瘤，占 25.9%；第三位是结核性腹膜炎，占 21.8%。其他病变占 9.8%，包括 Budd-Chiari 综合征，心脏病如心力衰竭和缩窄性心包炎，肾脏疾病，胰腺疾病等。临床表现主要为腹胀、腹痛、腹部膨隆、移动性浊音及原发病的症状和体征。通过腹腔穿刺对腹腔积液进行分析检查是诊断腹腔积液病因的最快速、最有效的方法。区分腹腔积液的性质对疾病的诊断和治疗有重要意义。

二、进一步询问

腹胀是否与进食、排尿、排便有关，有无尿量减少、双下肢水肿，腹围是否进行性增加，是否伴随下列情况：

（1）长期大量饮酒史、服药史、病毒性肝炎病史、肝病家族史、疫水接触史、家族遗传病史（如肝豆状核变性、血色病或 cu-抗胰蛋白酶缺乏病）、手术史、输血史及是否有其他全身系统性疾病。伴随乏力、食欲缺乏、黄疸、腹泻、消化道出血和肝性脑病的症状。

（2）近期体重明显下降，有无胃溃疡病史，伴上腹痛、反酸、胃部胀饱、黑粪量少、贫血较明显、便鲜血、肠梗阻表现；有无妇科及胆道、胰腺恶性肿瘤和原发腹膜肿瘤如间皮瘤等。

（3）有或无重症胰腺炎病史，持续性左上腹剧痛放散至腰背部，进食后明显加重、恶心、呕吐、发热和（或）伴有多器官功能衰竭的表现。

（4）有无慢性肾脏病史，伴全身高度水肿、高血压、贫血等。

（5）伴腹痛、午后低热、盗汗、乏力、食欲缺乏、消瘦等结核中毒症状，咳嗽、咳痰、咯血；腹痛、腹泻或肠梗阻表现等。

（6）月经失调、闭经、阴道异常分泌物等；不洁性交史。

（7）慢性右心功能不全反复发作或心包炎病史，活动后胸闷、心悸、气短，夜间不能平卧。

（8）长期呕吐、进食差、腹泻等导致重度营养不良。

（9）发热、皮疹、关节肿痛、反复口腔溃疡等，伴多浆膜腔积液。

（10）长期免疫力低下出现自发性腹膜炎，或急性胃肠、阑尾穿孔，或肠梗阻肠坏死所致急性腹膜炎，伴原发病相关症状。

三、进一步查体

1.腹部体征

移动性浊音是检测有无腹腔积液简便而又重要的检测手段。腹部叩诊有移动性浊音是腹腔积液的重要特点。常用的有左右侧卧式、站立式及胸膝式三种转换体位方式。胸膝式叩诊脐周浊音可检出仅约 200mL 的腹腔积液，亦称为水坑征。

2.其他体征

肝掌、蜘蛛痣、男性女乳、腹壁静脉曲张、皮肤黏膜黄染、肝脾大、呼吸困难、颈静脉怒张、肝颈静脉回流征阳性、心音遥远、心包摩擦音，侧腹部、腰背部、下肢静脉曲张，皮肤粗糙、双下肢水肿为非凹陷性，全身水肿等。

四、手法技巧

正确掌握移动性浊音的检查方法：让患者仰卧，自腹中部脐平面开始，向左侧叩诊，出现浊音时，板指固定不动；嘱患者右侧卧，再叩诊，如呈鼓音，表明浊音移动。

同样方法向右侧叩诊，叩得浊音后嘱患者左侧卧，以核实浊音是否移动。这种因体位不同而出现的浊音区变动的现象称移动性浊音。

五、阳性表现及意义

少量腹腔积液不一定有体征，移动性浊音阳性提示腹腔内游离腹腔积液在1000mL以上。

（1）水平面征：站立位能清晰叩出腹腔积液水平面者多属漏出性；渗出性、癌性腹腔积液叩诊多无水平面征。

（2）液波震颤：腹腔内有大量游离液体时，如用手指叩击腹部，可感到液波震颤，或称波动感。须有3000~4000mL以上腹腔积液才能查出，不如移动性浊音敏感，意义不大。

（3）腹部膨隆：腹部形态可呈球状腹如卵巢癌，蛙腹如肝硬化门脉高压症或尖腹如结核性腹膜炎等改变。大量腹腔积液应与巨大卵巢囊肿相鉴别。

（4）腹块：渗出性及癌性腹腔积液者常可能触及包块，多呈圆形、边界不清、活动度差、表面不光滑及压痛；原发性腹膜或网膜恶性肿瘤，包块多呈"饼状"，有面大、边薄、界不清等特征。

（5）揉面感：常见于结核性腹膜炎或癌性腹膜炎。

六、临床研究

1.首先鉴别漏出液与渗出液

（1）漏出性腹腔积液常见病因：肝硬化、低蛋白血症、心功能衰竭、三尖瓣关闭不全、缩窄性心包炎及Budd-Chiari综合征等，漏出性腹腔积液合并感染时腹腔积液特点为渗漏之间。

（2）渗出性腹腔积液常见病因：结核性腹膜炎、恶性肿瘤（男性以胃肠道肿瘤、淋巴瘤为主，女性以卵巢肿瘤居多）、结缔组织病、胰腺和胆系疾病、急性化脓性腹膜炎及霉菌性、寄生虫性疾病。

2.腹腔积液的常见原因

（1）肝脏疾病：肝病腹腔积液形成的主要条件是门静脉高压。常见于慢性肝病如肝硬化，某些急性肝病如急性酒精性肝炎或暴发性肝衰竭也可产生腹腔积液。可有肝病的常见临床表现如黄疸、双下肢水肿、消化道出血或肝性脑病及肝掌、蜘蛛痣、腹壁静脉曲张、肝脾大等。肝硬化突然出现进行性腹腔积液增加则须考虑并发肝癌或自发性腹膜炎的可能。肝功能、胆红素、肝炎病毒系列、腹腔积液等检查及肝脏 B 超、CT 等影像学检查有助于明确诊断。

（2）肾病综合征：造成腹腔积液的原因是大量蛋白尿致低蛋白血症，血容量下降和肾水钠潴留增加，临床上还有高度水肿和高脂血症等特征。肾脏活组织检查可明确诊断。

（3）心脏疾病：可见于慢性充血性心力衰竭、缩窄性心包炎等。临床上出现颈静脉怒张、心脏扩大、心包摩擦音，静脉压升高和淤血性肝脏大，心脏影像学检查可协助诊断。

（4）恶性肿瘤：包括腹膜原发性肿瘤如恶性间皮瘤和各种转移癌均可导致癌性腹腔积液，出现腹腔积液多表示疾病进展和预后不佳。如果非肝病患者体重明显下降或既往有肿瘤病史提示腹腔积液可能为恶性腹腔积液，多有疼痛和腹围迅速增加。可根据其他临床表现和腹腔积液检查结果进行必要的影像学检查以寻找原发恶性肿瘤。

（5）感染性疾病：常见于结核性腹膜炎，可有结核中毒症状、腹痛、腹部揉面感等临床表现，腹腔积液为渗出液，以淋巴细胞为主，肝硬化患者易同时患结核性腹膜炎，且肝病患者耐受抗结核药物毒性能力下降。有不洁性交行为女性若有发热和感染性腹腔积液，则要考虑有衣原体引起的 Fitz-Hugh-Curtis 综合征，淋病双球菌也可能产生类似情况。

（6）胰腺胆道疾病：胰源性腹腔积液可出现在急性重症胰腺炎，急性或慢性胰腺炎时胰管破裂或胰腺假性囊肿破裂均可引起腹腔积液。大多数胆源性腹腔积液都由胆囊坏疽的并发症胆囊破裂所致，胆道手术或肠穿孔后胆汁也可积聚在腹腔。腹腔积液及血清淀粉酶检测、胰腺增强 CT 和逆行性胰胆管造影（ERCP）等可明确诊断。

（7）乳糜性腹腔积液常见病因：炎症包括丝虫病、结核、胰腺炎等；恶性肿瘤是乳糜性腹腔积液最常见病因，其中 50% 为淋巴瘤；0.5% 的肝硬化腹腔积液为乳糜性腹腔积液；其他原因包括手术、外伤、右心衰和肾病综合征等。假性乳糜性腹腔积液是由于细菌性腹膜炎或肿瘤引起细胞破坏，从而导致腹腔积液浑浊呈乳糜样，可用乙醚提取试验进行鉴别，阴性则为假性乳糜性腹腔积液。

（8）其他：风湿性疾病如系统性红斑狼疮出现浆膜炎可引起腹腔积液；Meigs 综合征是由良性卵巢肿瘤引起，表现为进行性加重的腹腔积液和胸腔积液；腹腔积液伴有懒言少语、嗜睡的患者如有怕冷、皮肤及声音的改变，则考虑有甲状腺功能减退，借助甲状腺功能检查可进一步明确诊断。

第三章 神经系统疾病常见症状与体征

第一节 脑膜刺激征

脑膜受到病变刺激时，会产生一些症状、体征，包括头痛、呕吐、颈强直、凯尔尼格征、布鲁津斯基征等。其中前两项属于症状，询问病史可以得知；后三项属于体征，医师通过神经系统查体可以发现，称为脑膜刺激征。

一、手法技巧和阳性表现

1.屈颈试验和布鲁津斯基征

如果患者存在颈部的不稳定因素（如外伤），则不能检查此项。检查时患者应该仰卧，并尽量放松。医师将手放在患者的头后，轻轻向上转动患者的头，要注意观察。

（1）感受颈部是否坚硬：正常情况下被动屈颈很容易，屈颈时下颌可以碰到前胸。如果运动时颈部僵硬，阻力明显，活动范围受限，称为颈强直。

（2）观察下肢的髋和膝是否屈曲：正常情况下双侧的髋和膝没有运动。如果出现髋和膝的屈曲运动，称为布鲁津斯基征阳性。

2.凯尔尼格征

患者应该仰卧，并尽量放松。医师使患者一侧下肢的髋和膝关节屈曲成90°，然后试行伸直膝关节，至大腿与小腿间夹角为135°，并在另一侧重复这个动作。正常情况下，患者可以无障碍地完成此动作。如果途中出现疼痛，伸直受限，通常为凯尔尼格征阳性，且为双侧的。

二、临床意义

在上述三个体征中，通常颈强直是出现率最高的。但要注意的是，必须除外颈椎和颈部疾病后，才能认为这是神经系统疾病所致。

脑膜刺激征见于各种原因的脑膜炎、脑膜脑炎（包括病毒性、细菌性、真菌性、癌性、肉芽肿性等）及其他颅内病变（如蛛网膜下隙出血、脑水肿、颅内压增高）等，深昏迷时脑膜刺激征可消失。

第二节 锥体束征

锥体束征是一种不太严格的说法，它是指上运动神经元病变引起瘫痪时的一组体征。锥体束从大脑皮质下行，经过皮质下白质、内囊、大脑脚、脑桥基底部、延髓上部的锥体，大部分在延髓下部交叉，走行在脊髓侧索中，终止于脊髓的运动神经元。它又叫皮质脊髓束，是大脑皮质和脊髓之间唯一的直接长纤维联系。上运动神经元病变引起瘫痪时，主要损伤锥体束及其他下行纤维束，出现受累肢体的痉挛（折刀样肌张力增高）、腱反射亢进和病理反射，一般称为锥体束征。

一、手法技巧和阳性表现

1.肢体肌张力的检查

肌张力是指肢体被动运动时的阻力。应该在患者放松的情况下，医师以不同的速度重复下列活动来检查。

（1）上肢前臂和腕：像握手那样抓住患者的手，另一手握其前臂，首先使前臂旋前和旋后，然后围绕腕关节转动手。

（2）上肢肘关节：一手托患者的肘关节，一手握其前臂，充分屈曲肘关节和伸直前臂。

（3）下肢膝部：患者平卧时，医师把手放在膝关节下，将其快速托起，注意观察足跟。或者握住患者膝部和踝关节，屈伸膝关节。

（4）踝部：抓住患者踝部，将足距屈和背屈。

肌张力的检查难度较大，最常见的问题是患者不能放松以配合检查。若要求患者放松常适得其反，此时可以和患者对话或让患者大声数数，可以分散其注意力，促进其放松。

正常情况下，患者肢体在整个运动范围内可有轻微的阻力；快速抬举膝部时，足跟会稍微抬离床面。在上运动神经元性瘫痪时，会出现肌张力增高，表现被动运动时起始阻力较大，以后阻力迅速下降（折刀样肌张力增高）；快速抬举膝部时，足跟很容易抬离床面。病史较长者，肌张力可以很高，肢体呈痉挛状态。

2.腱反射的检查

用叩诊锤叩击肌腱，会刺激肌梭内的神经感受器。神经冲动传入脊髓后，通过一个单突触，会活化运动神经元导致相应肌肉的收缩，出现腱反射。腱反射在上运动神经元性病变时增高或亢进，在下运动神经元性损伤或肌肉病变时减低。

检查腱反射时，要注意以手腕为轴，而非以肘为轴；利用叩诊锤的全长，让叩诊锤摆动起来，以适当的强度叩击；叩击的瞬间屈腕约30°；同时要设法使患者放松，避免过度紧张。

腱反射的分级记录方法：（-）消失；（+）减弱；（++）正常；（+++）增强；（++++）增强并伴有阵挛。

（1）肱二头肌反射：患者取坐位，肘部屈曲成直角；医师的左手大拇指（卧位时用示指或中指）放在肱二头肌肌腱上，用右手持叩诊锤叩击自己的指甲。正常反射为肱二头肌收缩引起屈肘动作。

（2）肱三头肌反射：患者上臂外展，肘半屈；医师托持其上臂，用叩诊锤直接叩击鹰嘴上方的肱三头肌腱。正常反射为肱三头肌收缩引起前臂伸展。

（3）膝腱反射：患者取坐位，小腿应完全松弛并下垂，与大腿成直角；卧位时医师可用左手托起双膝关节，使其屈曲成120°左右，右手用叩诊锤叩击髌骨下方的股四头肌腱。正常反射为股四头肌收缩引起小腿伸展。

（4）踝反射：患者取仰卧位，屈膝约90°；医师用左手握足跖，使踝关节成直角，右手持叩诊锤叩击跟腱。正常反射为腓肠肌收缩引起足跖屈。或者患者取俯卧位，屈膝90°，医师用左手按足跖，再叩击跟腱。或者患者跪于床边，足悬于床外，医师按住足跖，再叩击跟腱。

3.病理反射

对于正常成年人及18个月以上的儿童，刺激其足底外侧会引出跖反射。但在锥体束受损时，则出现巴宾斯基征最重要的病理反射。检查前应向患者解释你要怎么做，然后用棉签在足底外侧缘从足跟划向小趾方向，注意不要过于用力，不要在足趾根部横划。

所有足趾弯曲：巴宾斯基征阴性，或称屈曲性跖反应，这是正常反应。

大趾伸展，可有其他四趾散开：巴宾斯基征阳性，或称伸性跖反应。

大趾伸展，其他四趾伸展及踝关节屈曲：这是退缩反应，说明刺激过重。应该更轻柔地重复刺激。

二、临床意义

患者如果同时出现肌张力增高、腱反射的增强、病理反射，则统称为锥体束征，说明其上运动神经元的传出纤维受损。但如果仅出现一个体征，并不能说明锥体束受累，如甲状腺功能亢进时腱反射可以增强，弥漫性脑功能障碍时可以出现巴宾斯基征。

此外，在严重的急性脊髓横贯性损害（急性脊髓炎、脊髓外伤等）时，可以出现所谓"脊髓休克"。这时虽然由于上运动神经元纤维受累出现截瘫，但不表现出上述锥体束征，反而出现肌张力减低、腱反射消失，病理反射也无法引出。通常3~4周后，脊髓休克期结束，才出现锥体束征。

第三节　头痛

头痛是临床上最常见的症状之一，几乎所有的人都曾经历过头痛。头痛的发病机制极为复杂，原因很多，包括：①颅内病变，如颅内占位病（脑肿瘤、颅内血肿、脑脓肿等）、颅内高压症（脑水肿、静脉窦血栓形成、脑积水等）、颅内压降低（如腰椎穿刺后头痛、特发性低颅压综合征等）、颅内炎症（脑炎、脑膜炎等）；②全身性疾病，包括急性感染、代谢性疾病、中毒性疾病、癫痫发作后、高血压、服用血管扩张药物等；③心因性头痛，由于精神因素产生，如神经官能症、抑郁症等；④功能性头痛；等等。临床上需要对头痛的原因进行认真的鉴别。

依据国际头痛学会 2004 年发表的头痛分类和诊断标准（ICHD-Ⅱ），头痛被分为三大类共 14 组疾病。这个分类方法是国际公认的，但内容烦琐，对于基层的乡村医师来说很难掌握。在临床实践中，我们将头痛粗略地分为原发性头痛（或叫特发性头痛）和继发性头痛两大类。继发性头痛都是由于基础性疾病引起，也就是说患者有某种全身或脑部的器质性疾病，从而引起了头痛；而原发性头痛则没有器质性病变的证据，被认为由于是肌肉、血管、神经功能上的紊乱所引起的。

一、基本判断

当患者就诊，抱怨"头痛"时，医师应该明确其含义。神经科所说的头痛，一般指的是头上部区域的疼痛，即从眼眶至枕外隆突连线以上部位的疼痛。要注意区分头痛和面痛、颈痛。

二、进一步询问

详尽地询问病史，是头痛正确诊疗的必备步骤。某些病史提示原发性头痛，如青春期或年轻时起病，头痛的方式比较恒定且超过半年，有家族史，与月经期有关，每次发作或一次发作当中的头痛部位变化不定等。而另一些病史则提示继发性头痛的可能性，如突然发生的头痛、40 岁以后的初次头痛、与既往不同的头痛、迄今未经历过的严重头痛、强度或频度逐渐加重的头痛、起病就很严重的头痛、伴有神经系统改变（发热、出疹、瘫痪、脑膜刺激征、意识障碍等）的头痛、同时伴有严重的全身性疾病的头痛等。

头痛的问诊应该包括如下内容。

（1）部位：全头痛或者局部头痛（额、颞、顶、枕等）。

（2）发作形式和频度：发作是急性、亚急性还是慢性的。慢性或发作性头痛，要确认其头痛的频度。

（3）时间：发作出现的时间规律，与季节、气候、时刻的关系，以及每次头痛持续的时间。

（4）性质：如搏动性、胀痛、钻痛、压迫痛、紧绷痛、绞痛、触痛等。

（5）先兆和前驱症状：头痛前有无先兆（视觉、感觉、运动的异常）发生，是否有食欲亢进、疲劳感、哈欠、声光气味的感觉过敏等前驱症状出现。

（6）伴发症状：如头晕、恶心、呕吐、面色苍白、潮红、视物不清、闪光、畏光、复视、耳鸣、失语、瘫痪、嗜睡、晕厥和昏迷等。

（7）其他因素：如诱因、加重和缓解因素（和体位、头位、饮食、情绪、睡眠、疲劳、动作的关系）、既往史、家族史、嗜好（烟、酒、特殊食品）等。

三、进一步检查

询问病史后，还要进行体格检查，内容包括内科检查和神经科检查。全面、细致而且准确地检查是诊断和鉴别诊断的重要依据，检查时应该特别注意以下几点。

（1）一般的体格检查：血压、脉搏、呼吸状态等，有无外伤、发热、结膜充血、颞动脉的扩张迂曲和压痛、皮疹、水肿等。

（2）神经系统：有无面瘫、偏瘫等局灶定位体征，有无锥体束征、脑膜刺激征等，并且要观察有无视盘水肿。

有条件的情况下，还应该给头痛患者进行一些实验室和器械检查，常做的检查有下面几种。

（1）头部 CT：头颅 CT 对于确定颅内器质性病变很有意义，有时甚至会发现意外的颅内病灶。只要患者有头痛主诉，不管是慢性还是急性，CT 都应当作为常规检查手段。尽管基层医院可能缺乏相应的设备，或者患者经济上难以负担，但笔者的观点是作为医师要推荐头痛患者至少检查 1 次头颅 CT。

（2）腰穿：对于怀疑蛛网膜下隙出血的、伴有脑膜刺激征或炎症表现的头痛、原因不明的头痛，有必要检查脑脊液。特别是怀疑低颅压或者想要明确脑膜炎病原菌时，除腰穿外无其他方法可代替。但注意在有颈强直或者视神经盘水肿时，应考虑有颅内压增高，须慎重选择腰穿。确有必要时，可以应用甘露醇降颅压的同时，用细针穿刺，并缓慢放液。

（3）眼科检查：眼科疾病也是引起头痛的原因之一。特别是闭角型青光眼急性发作时，会出现剧烈的头痛、眼痛、呕吐、视力下降，这时要检查眼压。此外，检查眼底如发现视盘水肿则提示颅内高压，如发现玻璃体膜下出血则提示蛛网膜下隙出血。

四、临床研究

区分原发性头痛和继发性头痛，是头痛诊治中的一个关键。因为某些继发性头痛如果漏诊就会有生命危险，一旦怀疑是继发性头痛，就应尽快诊断病因并进行相应的病因治疗。鉴别诊断需要结合患者的病史、体检和辅助检查结果综合考虑，一般原发性头痛缺乏阳性的检查所见，而继发性头痛病史常有一定特征（详见前文），多伴有阳性体征或辅助检查结果。原发性头痛大多无严重后果，所以在未明确头痛性质时，宁可考虑为继发性头痛。

第四章　呼吸系统疾病

第一节　急性上呼吸道感染

急性上呼吸道感染是指鼻腔、咽或喉部急性炎症的概称。70%～80%由病毒引起，主要有流感病毒、副流感病毒等。细菌感染以溶血性链球菌为多见。当有受凉、淋雨、过度疲劳等诱发因素，使全身或呼吸道局部防御功能降低时，原已存在于上呼吸道或从外界侵入的病毒或细菌可迅速繁殖，引起发病。

一、诊断

（一）临床表现

1.普通感冒

俗称"伤风"，又称急性鼻炎或上呼吸道卡他，以鼻咽部卡他症状为主要表现。起病较急，初期有咽干、咽痒或烧灼感，发病同时或数小时后，可有喷嚏、鼻塞、流清水样鼻涕，2～3d后变稠。可伴咽痛，有时由于耳咽管炎使听力减退，也可出现流泪、味觉迟钝、呼吸不畅、声嘶、少量咳嗽等症状。一般无发热及全身症状，或仅有低热、不适、轻度畏寒和头痛。检查可见鼻腔黏膜充血、水肿、有分泌物，咽部轻度充血。如无并发症，一般经5～7d自愈。

2.病毒性咽炎、喉炎和支气管炎病毒性咽炎

临床特征为咽部发痒和灼热感，疼痛不持久，也不突出。当有咽下疼痛时，常提示有链球菌感染，咳嗽少见，体检咽部明显充血和水肿，颌下淋巴结肿大且触痛。

急性病毒性喉炎临床特征为声嘶、讲话困难、咳嗽时疼痛，常有发热、咳嗽，体检可见喉部水肿、充血，局部淋巴结轻度肿大和触痛，可闻及喘息声。

急性病毒性支气管炎临床表现为咳嗽、无痰或痰呈黏液性，伴有发热和乏力。其他症状常有声嘶、非胸膜性胸骨下疼痛。可闻及干啰音或湿啰音。X 线胸片显示肺纹理增多、增强，但无肺浸润阴影。

3.疱疹性咽峡炎

表现为明显咽痛、发热，病程约 1 周。检查可见咽充血，软腭、腭垂、咽及腭扁桃体表面有灰白色疱疹有浅表溃疡，周围有红晕。多于夏季发作，多见儿童。

4.咽结合膜热

临床表现有发热，咽痛、畏光、流泪，咽及结合膜明显充血，病程 4～6d，常发生于夏季，易游泳中传播，儿童多见。

5.细菌性咽—腭扁桃体炎

起病急，明显咽痛、畏寒、发热，体温可达 39℃以上。检查可见咽部明显充血，腭扁桃体肿大、充血，表面有黄色点状渗出物，颌下淋巴结肿大、压痛，肺部无异常体征。

（二）诊断要点

根据病史、流行情况、鼻咽部发炎的症状和体征，结合周围血常规和胸部 X 线检查可做出临床诊断。

二、治疗

呼吸道病毒目前尚无特效抗病毒药物，以对症或中医治疗为常用措施。

（一）对症治疗

病情较重或发热者或年老体弱者应卧床休息，忌烟，多饮水，室内保持空气流通。如有发热、头痛，可选用解热止痛片如复方阿司匹林、去痛片等口服。咽痛可用消炎喉片含服，局部雾化治疗。鼻塞、流鼻涕可用麻黄素滴鼻。

（二）药物治疗

如有细菌感染，可选用青霉素、红霉素、螺旋霉素、氧氟沙星。单纯的病毒感染一般可不用抗生素，吗啉胍对流感病毒和呼吸道病毒有一定疗效。

三、预后及患者教育

增强机体自身抗病能力是预防急性上呼吸道感染最好的办法。建议患者坚持规律、合适的身体锻炼、坚持冷水浴，提高机体预防疾病能力及对寒冷的适应能力。做好防寒工作，生活有规律，避免过度劳累。注意呼吸道患者的隔离，防止交叉感染等。

第二节 社区获得性肺炎

社区获得性肺炎（CAP）是指在医院外罹患的感染性肺实质（含肺泡壁即广义上的肺间质）炎症，包括具有明确潜伏期的病原体感染而在入院后平均潜伏期内发病的肺炎。

一、诊断

诊断要点如下：

（1）新近出现的咳嗽、咳痰，或原有呼吸道疾病症状加重，并出现脓性痰；伴或不伴胸痛。

（2）发热。

（3）肺实变体征和（或）湿啰音。

（4）白细胞 $>10\times10^9/L$ 或 $<4\times10^9/L$，伴或不伴核左移。

（5）胸部 X 线检查，显示片状、斑片状浸润性阴影或间质性改变，伴或不伴胸腔积液。

以上 1～4 项中任何一款加第 5 项，并除外肺结核、肺部肿瘤、非感染性肺间质性疾病、肺水肿、肺不张、肺栓塞、肺嗜酸性粒细胞浸润症、肺血管炎等，可建立临床诊断。

二、治疗

以药物治疗为主。

1.青壮年、无基础疾病患者

大环内酯类、青霉素、复方磺胺甲口恶唑、多西环素（强力霉素）、第一代头孢菌素、新喹诺酮类（如左氧氟沙星、司帕沙星、曲伐沙星等）。

2.老年人或有基础疾病患者

第二代头孢菌素、β内酰胺类/β内酰胺酶抑制剂，或联合大环内酯类、新喹诺酮类。

三、转院要求

（一）病情要求

一旦出现意识障碍，呼吸频率＞30 次/min，血压＜12/8kPa，胸片显示双侧或多肺叶受累，或入院 48h 内病变扩大≥50%，少尿：尿量＜20mL/h，或＜80mL/4h，即可考虑重症肺炎，建议转院治疗。

（二）途中要求

转院途中须注意生命体征变化和配备携氧装置及抢救措施。

四、诊疗体会

（一）诊断方面

院外发生，具备诊断要点前 3 项即可高度怀疑，若有条件可进行第 4 及第 5 项检查。

（二）治疗方面

根据 CAP 药物治疗建议，合理选择抗生素。

第三节 慢性支气管炎

慢性支气管炎（简称慢支）是指气管、支气管黏膜及其周围组织的慢性非特异性炎症。临床上以咳嗽、咳痰或伴有喘息及反复发作的慢性过程为特征。慢性支气管炎可分为单纯型和喘息型两型。单纯型的主要表现为咳嗽、咳痰；喘息型者除有咳嗽、咳痰外尚有喘息，伴有哮鸣音，喘鸣在阵咳时加剧，睡眠时明显。按病情进展可分为 3 期：急性发作期指在 1 周内出现脓性或黏液脓性痰，痰量明显增加，或伴有发热等炎症表现，或"咳""痰""喘"等症状任何一项明显加剧；慢性迁延期指有不同程度的"咳""痰""喘"症状迁延 1 个月以上者；临床缓解期指经治疗或临床缓解，症状基本消失或偶有轻微咳嗽少量痰液，保持 2 个月以上者。病因尚未完全清楚，一般将病因分为外因和内因两个方面。

外因：①吸烟。吸烟时间越长，烟量越大，患病率也越高。②感染因素。主要为病毒和细菌感染。目前尚无足够证据说明感染为慢支首发病因，却是慢支继发感染和加剧病变发展的重要因素。③理化因素。如刺激性烟雾、粉尘、大气污染（如二氧化硫、二氧化氮、氯气、臭氧等）的慢性刺激，常为慢支的诱发病因之一。④气候。寒冷常为慢支发作的重要原因和诱因。⑤过敏因素。喘息性支气管炎往往有过敏史。

内因：①呼吸道局部防御及免疫功能减低。全身或呼吸道局部的防御及免疫功能减弱，可为慢支发病提供内在的条件。老年人常因呼吸道的免疫功能减退、免疫球蛋白减少、呼吸道防御功能退化、单核－吞噬细胞系统功能衰退等，致患病率较高。②自主神经功能失调。呼吸道副交感神经反应增高，可引起支气管收缩痉挛、分泌物增多，产生咳嗽、咳痰、气喘等症状。综合上述因素，当机体抵抗力减弱时，气道存在不同程度敏感性（易感性）的基础上，有一种或多种外因的存在，长期反复作用，可发展成为慢支。

一、诊断

（一）临床表现

1.症状

多缓慢起病，病程较长，反复急性发作而加重。主要症状有慢性咳嗽、咳痰、喘息。

（1）咳嗽：一般晨间咳嗽较重，白天较轻，晚间睡前有阵咳或排痰。

（2）咳痰：常以清晨排痰较多，痰液一般为白色黏液或浆液泡沫性，偶可带血。急性发作伴有细菌感染时，则变为黏液脓性，咳嗽和痰量亦随之增加。

（3）喘息或气急：喘息性慢支有支气管痉挛，可引起喘息，常伴有哮鸣音。早期无气急现象。反复发作数年，并发阻塞性肺气肿时，可伴有轻重程度不等的气急，先有劳动或活动后气喘，严重时动则喘甚，生活难以自理。

2.体征

早期可无任何异常体征。急性发作期可有散在的干、湿啰音，多在背部及肺底部，咳嗽后可减少或消失。啰音的多寡或部位不一定。喘息型者可听到哮鸣音及呼气延长，而且不易完全消失，并发肺气肿时有肺气肿体征。

（二）实验室和其他检查

1.X线检查

早期可无异常。病变反复发作，可见两肺纹理增粗、紊乱，呈网状或条索状、斑点状阴影，以下肺野较明显。

2.血液检查

慢支急性发作期或并发肺部感染时，可见白细胞计数及中性粒细胞增多。

（三）诊断要点

根据咳嗽、咳痰或伴喘息，每年发病持续3个月，连续2年或以上，并排除其他心、肺疾患（如肺结核、尘肺、哮喘、支气管扩张、肺癌、心脏病、心力衰竭等）时，可作出诊断。如每年发病持续不足3个月，而有明确的客观检查依据（如X线、呼吸功能等）亦可诊断。

（四）鉴别诊断

1.支气管哮喘

慢性支气管炎的患者主要是在中老年人群中发病率比较高，而哮喘的患者则是常发生在青少年身上。

2.支气管扩张

儿时常罹患麻疹、百日咳、支气管肺炎等。具有反复发作的咳嗽、咳大量脓痰，或有反复和多、少不等的咯血史。

3.肺结核

有低热、咳嗽、盗汗、乏力、消瘦等结核中毒症状。X线检查有利诊断。

4.肺癌

患者年龄常在40岁以上，特别是有多年吸烟史，发生刺激性咳嗽，常有反复发生或持续的血痰，或者慢性咳嗽性质发生改变。X线检查可发现有块状阴影或结节状影或阻塞性肺炎。

5.硅肺及其他尘肺

有粉尘和职业接触史。X线检查肺部可见矽结节，肺门阴影扩大及网状纹理增多。

二、治疗

以药物治疗为主。急性发作期的治疗有下面几种。

（1）控制感染：轻者可口服，较重患者用肌内注射或静脉滴注抗生素。常用的有青霉素G、红霉素、氨基糖苷类、喹诺酮类、头孢菌素类抗生素等。

（2）祛痰、镇咳：常用药物有氯化铵合剂、溴己新等。

（3）解痉、平喘：常选用氨茶碱、特布他林等口服或用沙丁胺醇等吸入剂。若气管舒张药使用后气管仍有持续阻塞，可使用皮质激素，泼尼松20～40mg/d。

（4）气雾疗法：可稀释气管内的分泌物，有利排痰。

三、诊疗体会

（一）诊断方面

关键在病史采集。

（二）治疗方面

能单独应用窄谱抗生素，应尽量避免使用广谱抗生素，以免二重感染或产生耐药菌株。对老年体弱无力咳痰者或痰量较多者，应以祛痰为主，协助排痰，应避免应用强的镇咳药，如可待因等。

四、预后及患者教育

教育患者要加强锻炼，增强体质，提高免疫功能，预防感冒；加强个人卫生，避免各种诱发因素的接触和吸入。

第四节 支气管哮喘

支气管哮喘（简称哮喘），是一种以嗜酸粒细胞、肥大细胞反应为主的气道变应性炎症（AAI）和气道高反应性（BHR）为特征的疾病。易感者对此类炎症表现为不同程度的可逆性气道阻塞症状。临床上表现为反复发作性伴有哮鸣音的呼气性呼吸困难、胸闷或咳嗽，可自行或治疗后缓解。若长期反复发作可使气道（包括胶原纤维、平滑肌）重建，导致气道增厚与狭窄，成为阻塞性肺气肿。

一、诊断

（一）临床表现

根据有无过敏原和发病年龄的不同，临床上分为外源性哮喘和内源性哮喘。外源性哮喘常在童年、青少年时发病，多有家族过敏史，为Ⅰ型变态反应。内源性哮喘则多为无已知过敏原，在成年人发病，无明显季节性，少有过敏史，可能由体内感染灶引起。

无论何种哮喘，轻症可以逐渐自行缓解，缓解期无任何症状或异常体征。发作时，则出现伴有哮鸣音的呼气性呼吸困难，每分钟呼吸常在 28 次以上、脉搏 110 次以上。有时严重发作可持续一二天之久，称为"重症哮喘"。危重患者呼吸肌严重疲劳，呈腹式呼吸（矛盾呼吸），出现奇脉，患者不能活动，一口气不能说完一句话，胸部呼吸音消失，呼吸和脉搏都加快，血压下降，大汗淋漓，严重脱水，神志焦躁或模糊。

（二）实验室和其他检查

1.血液常规检查

发作时可有嗜酸粒细胞增高。并发感染可有白细胞总数增高，中性粒细胞比例增加。

2.胸部 X 线检查

早期在哮喘发作时可见两肺透亮度增加，呈过度充气状态；在缓解期多无明显异常。如并发呼吸道感染，可见肺纹理增加及炎性浸润阴影。要注意有无肺不张、气胸或纵隔气肿等并发症存在。

（三）诊断要点

根据有反复发作的哮喘史，发作时有带哮鸣音的呼气性呼吸困难，可自行缓解或用支气管解痉剂得以缓解等特征，以及典型的急性发作症状和体征，除外可造成气喘或呼吸困难的其他疾病。

对不典型或轻症哮喘可用激发试验证实气道高反应性的存在。通常用组胺或乙酰甲胆碱进行雾化吸入，测定吸入前后通气功能的改变。

（四）鉴别诊断

1.心源性哮喘

心源性哮喘常见于左心功能不全，患者多有高血压、冠状动脉粥样硬化性心脏病、风湿性心脏病二尖瓣狭窄等病史和体征。患者常咳粉红色泡沫痰，两肺可闻广泛的水泡音和哮鸣音，左心界扩大，心率增快，心尖部可闻奔马律。病情许可进行胸部 X 线检查时，可见心脏增大，肺淤血征，有助于鉴别。若一时难以鉴别可注射氨茶碱缓解症状后进一步检查，忌用肾上腺素或吗啡。

2.喘息型慢性支气管炎

多见于中老年人，有慢性咳嗽史，喘息长年存在，有加重期，有肺气肿体征，两肺常可闻及水泡音。

3.支气管肺癌

中央型肺癌导致支气管狭窄或伴有感染时或类癌综合征，可出现喘鸣或类似哮喘样呼吸困难、肺部可闻及哮鸣音。但肺癌的呼吸困难及哮鸣症状进行性加重，常无诱因，咳嗽可有血痰，痰中可找到癌细胞，胸部 X 线片、CT 或 MRI 检查或纤维支气管镜检查常可明确诊断。

4.变态反应性肺浸润

致病原因为寄生虫、原虫、花粉、化学药品、职业粉尘等，多有接触史，症状较轻，患者常有发热，胸部 X 线可见多发性，此起彼伏的淡薄斑片浸润阴影，可自行消失或再发。

二、治疗

（一）药物治疗

1.消除病因

应避免或消除引起哮喘发作的变应原和其他非特异性刺激，去除各种诱发因素。

2.控制急性发作

哮喘发作时应兼顾解痉、抗炎、去除气道黏液栓，保持呼吸道通畅，防止继发感染。一般可单用或联用下列药物。

（1）拟肾上腺素药物：此类药物包括麻黄素、肾上腺素、异丙肾上腺素等对 α、β1 和 β2 受体有多种效应，目前已逐渐被 β2 受体激动药所代替。常用的 β2 受体激动药有沙丁胺醇、特布他林。副作用有心悸、手颤、头痛、头晕等。久用此类药物可使β2受体敏感性降低，可使气道高反应性加重，可能是近些年来哮喘病死率增加的原因之一。

（2）茶碱（黄嘌呤）类药物：氨茶碱临床常用口服量为 0.1g，3 次/d。0.25g 加 10%葡萄糖注射液 20～40mL 静脉缓慢注射，如果过快或浓度过大可造成严重心律失常，甚至死亡。氨茶碱每日总量一般不超过 0.75g 为宜。

（3）抗胆碱能类药物：常用药物有阿托品、东莨菪碱、山莨菪碱和异丙托溴铵等。副作用有口干、痰黏稠不易咳出、尿潴留和瞳孔散大等。

（4）钙拮抗药：地尔硫草、维拉帕米、硝苯吡啶口服或吸入，对运动性哮喘有较好效果。

（5）肾上腺糖皮质激素（简称激素）：激素是目前最有效的药物。一般用于哮喘急性严重发作或持续状态；经常反复发作而不能用其他平喘药物控制而影响生活；哮喘患者须手术时，估计可能有肾上腺皮质功能不足者。危重者可先静脉注射琥珀酸氢化可的松 100～200mg，然后用 100～200mg 或地塞米松 10～20mg 加入 500mL 液体中静脉滴注。每日用量视病情而定，一般可重复 2～4 次。如果口服泼尼松，可每天早晨顿服 30～40mg。用药时间超过 5d 应逐渐减量然后停药。吸入的糖皮质激素，副作用小，疗效确切，但价格昂贵。

（6）色甘酸钠：吸入。

（7）酮替芬：口服。

3.促进排痰

（1）祛痰药：溴己新 8～16mg，口服，3 次/d，氯化铵合剂 10mL，口服，3 次/d。

（2）气雾吸入：可选用溴己新 4mg 或乙酰半胱氨酸 0.1～0.2g，或 5%碳酸氢钠等雾化吸入。

（3）机械性排痰：在气雾湿化后，帮助患者翻身拍背，引流排痰，必要时用导管吸痰。

（4）积极控制感染：合理选用抗生素。

4.重度哮喘的快速处理

（1）补液：根据失水及心脏情况，静脉给予等渗液体，用量2500～3000mL/d。

（2）糖皮质激素：一般用琥珀酸氢化可的松静脉滴注，用量300～600mg/d，个别可用1g，或用甲泼尼松琥珀酸钠静脉注射或静脉滴注，用量40～80mg/d。

（3）氨茶碱静脉注射或静脉滴注：如果患者8～12h内未用过茶碱类药，可用氨茶碱0.25g、生理盐水40mL静脉缓慢注射，15min以上注射完毕。每日总量不超过1.5g。如果近6h内已用过茶碱类者，则按维持量静脉滴注。

（4）β2受体激动药雾化吸入：或用H1受体拮抗药（如异丙嗪），或用抗胆碱药（如山莨菪碱）。

（5）抗生素：患者多伴有呼吸道感染，应选用抗生素。

（6）纠正酸中毒：因缺氧、进液量少等原因可并发代谢性酸中毒。可用5%碳酸氢钠静脉滴注或静脉注射。

（7）氧疗：一般给予鼻导管吸氧；如果严重缺氧（出现发绀等），应面罩或鼻罩给氧；如果仍不能改善严重缺氧可用压力支持机械通气。

（8）注意纠正电解质紊乱。

5.缓解期治疗

目的是巩固疗效，防止或减少复发，改善呼吸功能。

（1）脱敏疗法。

（2）色甘酸二钠、必可酮雾化剂吸入、酮替芬口服，有较强的抗过敏作用，对外源性哮喘有较好的预防作用。

（3）增强体质，参加必要的体育锻炼，提高预防本病的卫生知识，稳定情绪等。

（二）快速处理

发作时一旦并发气胸、纵隔气肿则需要紧急处理，具体处理方法参照气胸。

三、转院治疗

（一）病情要求

凡是出现重症哮喘症状的患者，在补液、静脉注射激素和氨茶碱等基本处理后，应积极转院。

（二）途中要求

转运途中注意携带氧气桶，保证患者输液通路通畅，医师随同，具备处理张力性气胸的简单设备（注射用针头和乳胶手套），密切观察患者有无皮下气肿、神志改变等，查体时注意生命体征和有无气胸体征。

四、诊疗体会

（一）诊断方面

注意询问病史和查体。

（二）治疗方面

综合治疗为主，避免大量应用 $\beta 2$ 受体激动药。治疗中注意肺部听诊时干啰音的变化（如果干啰音减少，但症状加重表明病情恶化）。不具备抢救条件时，在基本处理后积极转院。

五、预后及患者教育

哮喘患者的教育和管理是哮喘防治工作中十分重要的组成部分。达到以下目标：使患者相信通过长期、规范的治疗，可以有效地控制哮喘；了解诱发哮喘的各种因素，结合每位患者的具体情况，找出具体的促（诱）发因素，以及避免诱因的方法；熟悉哮喘发作先兆表现及相应处理办法；鼓励记录哮喘日记；学会在哮喘发作时进行简单的紧急自我处理办法；知道在什么情况下应去医院就诊或看急诊。

第五节　阻塞性肺气肿

按累及肺小叶的部位，可将阻塞性肺气肿分为小叶中央型、全小叶型及介于两者之间的混合型三类。临床分气肿型（又称红喘型）—临床上隐袭起病，病程较长。由于过度通气，呈喘息外貌；支气管炎型（又称紫肿型）—易反复呼吸道感染导致呼吸衰竭和右心衰竭；混合型。引起慢性支气管炎的各种因素均可引起阻塞性肺气肿，发病机制至今尚未完全阐明，一般认为是多因素协同作用形成的。可归纳为：支气管的慢性炎症，使管腔狭窄，形成不完全阻塞；慢性炎症破坏小支气管壁软骨，失去支气管正常的支架作用；肺部慢性炎症和纸烟成分使白细胞和巨噬细胞释放的蛋白分解酶增加，损害肺组织和肺泡壁，致多个肺泡融合成肺大疱或气肿；肺泡壁的毛细血管受压，血液供应减少，肺组织营养障碍，也引起肺泡壁弹性减退，促成肺气肿发生；弹性蛋白酶及其抑制因子失衡学说。

一、诊断

（一）症状

慢支并发肺气肿时，在原有咳嗽、咳痰等症状的基础上出现了逐渐加重的呼吸困难。最初仅在劳动、上楼或登山、爬坡时有气急；随着病变的发展，在平地活动时，甚至在静息时也感气急。当慢性支气管炎急性发作时，支气管分泌物增多，进一步加重通气功能障碍，会有胸闷、气急加剧；严重时可出现呼吸功能衰竭的症状，如发绀、头痛、嗜睡、精神恍惚等。

（二）体征

早期体征不明显。随着病情的发展，可出现桶状胸，呼吸运动减弱，触诊语颤减弱或消失；叩诊呈过清音，心浊音界缩小或不易叩出，肺下界和肝浊音界下降；听诊心音遥远，呼吸音普遍减弱，呼气延长，并发感染的肺部可有湿啰音。如剑突下出现心脏搏动及其心音较心尖部位明显增强时，提示并发早期肺心病。

（三）实验室和其他检查

1.X 线检查

胸廓扩张，肋间隙增宽，肋骨平行，活动减弱，膈肌低平，两肺野透亮度增加。有时可见局限性透亮度增高，表现为局限性肺气肿或肺大疱。肺血管纹理外带纤细、稀疏和变直；内带增粗和紊乱。心脏常呈垂直位，心影狭长。

2.心电图检查

一般无异常，有时可呈低电压。

3.呼吸功能检查

呼吸功能有通气功能障碍，残气容积增加。残气容积占肺总量超过 40%，对诊断阻塞性肺气肿有重要意义。

4.血液检查

一般无异常，继发感染时似慢性支气管炎急性发作表现。

（四）诊断要点

根据慢支的病史及肺气肿的体征和胸部 X 线表现、肺功能检查一般可以明确诊断。

二、治疗

（一）药物治疗

（1）适当应用舒张支气管药物，如氨茶碱、β2 受体激动药。如有过敏因素存在，可适当选用糖皮质激素。

（2）根据病原菌或经验应用有效抗生素，如青霉素、庆大霉素、环丙沙星、头孢菌素等。

（二）非药物治疗

（1）呼吸功能锻炼，做腹式呼吸，缩唇深慢呼气。

（2）家庭氧疗，每天至少 12～15h 给氧。

（3）物理治疗，如太极拳、呼吸操、定量行走或登梯练习。

（三）快速处理

如有突然加剧的呼吸困难，并伴有明显的胸痛、发绀，听诊时呼吸音减弱或消失，叩诊时鼓音，应考虑气胸存在，通过 X 线检查，明确诊断，并进行胸腔穿刺排气。

三、诊疗体会

（一）诊断方面

在不具备辅助检查的条件下，病史采集和体格检查对确诊意义重大。对于诊断为慢性支气管炎的患者，必须积极预防其发展为阻塞性肺气肿。

（二）治疗方面

对于近期出现感染的患者，治疗以抗感染为主，辅以吸氧和其他治疗。

第六节　慢性肺源性心脏病

慢性肺源性心脏病是由于肺、胸廓或肺动脉血管慢性病变所致的肺循环阻力增加、肺动脉高压、进而使右心肥厚、扩大，甚至发生右心衰竭的心脏病。以慢支并发阻塞性肺气肿最为多见，占80%～90%，其次为支气管哮喘、支气管扩张、重症肺结核等。

一、发病机制

（一）肺动脉高压的形成

1.肺血管阻力增加的功能性因素

缺氧、高碳酸血症的呼吸性酸中毒使肺血管收缩、痉挛。

2.肺血管阻力增加的解剖学因素

解剖学因素指肺血管解剖结构的改变形成肺循环血流动力学的障碍。主要原因为：

（1）长期反复发作的慢支及支气管周围炎可累及邻近的肺小动脉，引起血管炎，腔壁增厚，管腔狭窄或纤维化，甚至完全闭塞，使肺血管阻力增加，产生肺动脉高压。

（2）随着肺气肿的加重，肺泡内压增高，压迫肺泡毛细血管，也造成毛细血管管腔狭窄或闭塞。

（3）肺泡壁的破裂造成毛细血管网的毁损，肺泡毛细血管床减损至超过70%时则肺循环阻力增大，促使肺动脉高压的发生。

（4）肺血管收缩与肺血管的重构。

肺心病肺血管阻力增加、肺动脉高压的原因中功能性因素较解剖学的因素更为重要。

3.血容量增多和血液黏稠度增加

慢性缺氧产生继发性红细胞增多、血液黏稠度增加，水、钠潴留，血容量增多，使肺动脉压升高。

（二）心脏病变和心力衰竭

肺循环阻力增加时，右心发挥其代偿功能，以克服肺动脉压升高的阻力而发生右心室肥厚。随着病情的进展，促使右心室扩大和右心室功能衰竭。

二、诊断

（一）临床表现

按其功能的代偿期与失代偿期进行分述。

1.肺、心功能代偿期（包括缓解期）

主要为慢支和肺气肿的临床表现。肺动脉瓣区第二心音亢进，提示肺动脉高压。三尖瓣区出现收缩期杂音或剑突下示心脏搏动，多提示有右心肥厚、扩大。

2.肺、心功能失代偿期（包括急性加重期）

临床主要表现以呼吸衰竭为主，有或无心力衰竭。

（1）呼吸衰竭：急性呼吸道感染为常见诱因，临床表现详见呼吸衰竭。

（2）心力衰竭：以右心衰竭为主，也可出现心律失常。

（二）并发症

（1）肺性脑病：是肺心病死亡的首要原因。

（2）酸碱失衡及电解质紊乱：呼吸性酸中毒、代谢性酸中毒、代谢性碱中毒。

（3）心律失常：多表现为房性期前收缩及阵发性室上性心过速，其中以紊乱性房性心动过速最具特征性。

（4）休克：肺心病休克并不多见，一旦发生，预后不良。发生原因有：①感染中毒性休克；②失血性休克，多由上消化道出血引起；③心源性休克，严重心力衰竭或心律失常所致。

（5）消化道出血。

（6）弥散性血管内凝血（DIC）。

（三）实验室和其他检查

1.X 线检查

除肺、胸基础疾病及急性肺部感染的特征外，尚可有肺动脉高压，如右下肺动脉干扩张，其横径≥15mm；其横径与气管横径之比值≥1.07；肺动脉段明显突出或其高度≥3mm；右心室增大征，皆为诊断肺心病的主要依据。

2.心电图检查

主要表现有右心室肥大的改变，如电轴右偏，额面平均电轴≥+90°，重度顺钟向转位，RV1+SV5≥1.05mV 及肺型 P 波。也可见右束支传导阻滞及低电压图形。在 V1 及 V2，甚至延至 V3，可出现酷似陈旧性心肌梗死图形的 QS 波。

3.血液检查

红细胞及血红蛋白可升高。合并感染时，白细胞总数增高、中性粒细胞增加。部分患者血清学检查可有肾功能或肝功能改变；血清钾、钠、氯、钙、镁均可有变化。除钾以外，其他多低于正常值。

（四）诊断要点

患者有慢支、肺气肿、其他肺胸疾病或肺血管病变，因而引起肺动脉高压、右心室增大或右心功能不全表现，并有前述的心电图、X 线表现，可以作出诊断。

（五）鉴别诊断

1.冠状动脉粥样硬化性心脏病（冠心病）

冠心病有典型的心绞痛、心肌梗死的病史或心电图表现，若有左心衰竭的发作史、高血压病、高脂血症、糖尿病史更有助鉴别。体检、X 线及心电图检查呈左心室肥厚为主的征象，可资鉴别。

2.风湿性心瓣膜病风湿性心脏病

往往有风湿关节炎的病史，三尖瓣外的其他瓣膜如二尖瓣、主动脉瓣常有病变，X 线、心电图、超声心动图有特殊表现。

3.原发性心肌病

本病多为全心增大，无慢性呼吸道疾病史，无肺动脉高压的 X 线表现等。

三、治疗

以药物治疗为主。

（一）急性加重期

1.控制感染

常用的有青霉素类、氨基糖苷类、喹诺酮类及头孢类抗生素。

2.通畅呼吸道

纠正缺氧和二氧化碳潴留。

3.控制心力衰竭

肺心病患者一般在积极控制感染，改善呼吸功能后心力衰竭便能得到改善，不须加用利尿药。但对治疗后无效的较重患者可适当选用利尿、强心药。

（1）利尿药：原则上宜选用作用轻，小剂量的利尿药。如氢氯噻嗪 25mg，1～3 次/d；尿量多时须加用 10%氯化钾 10mL，3 次/d，或用保钾利尿药，如氨苯蝶啶 50～100mg，1～3 次/d。重度而急须行利尿的患者可用呋塞米 20mg 肌内注射或口服。利尿药应用后出现低钾、低氯性碱中毒，使痰液黏稠不易排痰和血液浓缩，应注意预防。

（2）强心药：强心药的剂量宜小，一般为常规剂量的 1/2 或 2/3 量，同时选用作用快、排泄快的强心药，如毒毛花苷 K0.125～0.25mg，或毛花苷 C0.2～0.4mg 加于 10% 葡萄糖注射液内静脉缓慢推注。用药前应注意纠正缺氧，防治低钾血症，以免发生药物毒性反应。应用指征：①感染已被控制，呼吸功能已改善，利尿药不能取得良好的疗效而反复水肿的心力衰竭患者；②以右心衰竭为主要表现而无明显急性感染的患者；③出现急性左心衰竭者。

4.控制心律失常

一般心律失常经过治疗肺心病的感染、缺氧后可自行消失。如果持续存在可根据心律失常的类型选用药物。

5.加强护理工作

加强心理护理，提高患者对治疗的信心。严密观察病情变化，宜加强心肺功能的监护。

（二）缓解期

原则上是采用中西药结合的综合措施，目的是增强患者的免疫功能，去除诱发因素，减少或避免急性加重期的发生。

四、转院要求

（一）病情要求

一旦发生并发症，立即转院。

（二）途中要求

转院途中一定要低流量吸氧、肺性脑病时可静脉滴注呼吸兴奋药。

五、诊疗体会

（一）诊断方面

注意询问病史和体格检查，辅助检查重点在心电图和胸片。

（二）治疗方面

以抗感染和通畅呼吸道为主，必要时辅以利尿、强心药，不要片面追求水肿消退，以免发生更严重的并发症；同时注意补钾；呼吸性酸中毒时不宜急于纠正；避免吸氧浓度过高，导致医源性肺性脑病。

第七节　支气管扩张症

支气管扩张症指由各种原因破坏中等大小支气管管壁肌肉和弹力组织进而导致支气管持续、不可逆性扩张和变形。表现为慢性咳嗽，咳大量脓性痰和（或）反复咯血。可发生于任何年龄，常首发于青少年。支气管扩张的主要发病原因为支气管－肺组织的感染和支气管阻塞。先天性发育缺损及遗传因素也会引起的支气管扩张，但较少见。支气管扩张症可局限于一个肺段或肺叶，也可弥漫性分布于一侧肺或双侧肺的多个肺叶。大多数位于下叶，尤其是左下叶，也常发生于右中叶和左舌叶。按照形态学改变可分为柱状支气管扩张、囊状支气管扩张和曲张型支气管扩张。

一、诊断

（一）病史

多数患者在童年有麻疹、百日咳或迁延不愈的支气管肺炎病史，以后常有反复发作的呼吸道感染。典型症状为慢性咳嗽伴大量脓痰和（或）反复咯血。多为黄绿色脓痰，若有厌氧菌混合感染，则有臭味。痰量可与体位改变有关，晨起或入夜卧床时增多。痰静置后可分成三层：上层为泡沫和脓液，中层为浑浊黏液，底层为坏死组织。咯血常见，可为首发或唯一的症状，可反复出现，咯血程度不等，从痰血至大量咯血，咯血量与病情严重程度有时不一致。有一些支气管扩张症患者的病变部位引流良好，痰量不多或无痰，以反复咯血为唯一的症状，称为"干性支气管扩张"，多位于上叶。支气管扩张症反复和并感染时，可有慢性感染中毒症状，如食欲减退、盗汗、消瘦、贫血等症状。长期反复的肺部感染还可导致肺功能障碍，劳动力明显减退，活动后气促、发绀。

（二）查体

患者无特征性体征，但肺部固定部位的持续存在的局限性湿啰音常常提示支气管扩张症，病变广泛且持续慢性感染者可有杵状指。

（三）辅助检查

X 线检查表现为轨道样柱状气管扩张或粗乱肺纹中可见多个不规则的环状透亮阴影或沿卷发状阴影，感染时阴影内出现液平，CT 检查可以更加清晰地显示伴有管壁增厚的柱状扩张，或成串成簇的囊样改变及曲张型支气管扩张。如有条件，可进一步检查，以寻找导致支气管扩张的病因。

（四）诊断要点

根据患者慢性咳嗽，咳大量脓性痰和（或）反复咯血和肺部固定部位的持续存在的局限性湿啰音，可做出初步诊断支气管扩张症的。明确诊断尚须进行 X 线检查，并可判断病变的部位和程度。

（五）鉴别诊断

1.慢性支气管炎

多发生在中年以上的患者，冬、春季节发病，咳嗽、咳痰明显，多为白色黏液痰，很少脓性痰。两肺底有散在细的干、湿啰音。

2.肺脓肿

起病急，有高热、咳嗽、大量脓臭痰；X 线检查可见局部浓密炎症阴影，中有空腔及液平。经有效抗生素治疗后，病变可完全消退。慢性肺脓肿以往多有急性肺脓肿的病史。

3.肺结核

常有低热、盗汗等结核性全身中毒症状，干、湿啰音多位于上肺局部，X 线胸片和痰结核菌检查可作出诊断。

4.先天性肺囊肿

X 线检查可见多个边界纤细的圆形或椭圆形阴影，壁较薄，周围组织无浸润。

二、治疗

关键在于呼吸道保持引流通畅和有效的抗菌药物的治疗。体位引流根据病变部位采取不同体位引流，每日 2～4 次，每次 15～30min。体位引流时，间歇做深呼吸后用力咳，同时用手轻拍患部，可提高引流效果。病变局限，反复大咯血，经药物治疗不能控制，全身情况良好，可根据病变范围做肺段或肺叶切除术。针对原发病和并发症的治疗以及对症治疗也是必须的。

（一）药物治疗

1.祛痰剂

可服氯化铵 0.3～0.6g，溴己新 8～16mg，3 次/d，口服。亦可用溴己新 8mg 溶液雾化吸入。

2.抗生素

常选用阿莫西林 0.5g/次，4 次/d，环丙沙星 0.5g/次，2 次/d。新型大环内酯类抗生素，如克拉霉素或阿奇霉素或第二代头孢菌素亦可供选择。感染严重者，应予静脉滴注抗生素，如头孢呋辛等。如咳黄绿色痰，考虑存在铜绿假单胞菌感染时，应予头孢他啶或头孢哌酮。反复感染者，考虑可能存在产酶耐药菌感染时，可予联合应用 β 内酰胺酶抑制剂的抗生素，如舒哌酮、他唑西林等。

3.支气管舒张药

当存在支气管痉挛时，可予氨茶碱 0.1g，3～4 次/d，或吸入 β2 受体激动药等。

（二）快速处理

主要是针对咯血的处理。少量咯血，如痰中带血者，一般无须特殊处理。中等量的咯血应卧床休息；大量咯血则应绝对卧床休息，以患侧卧位为宜，若不能明确出血部位，则暂取平卧位。鼓励患者轻微咳嗽，将血液咯出。

常用垂体后叶素治疗咯血。突然大量咯血时可静脉给药，取该药 5～10U，用 5%～25%葡萄糖注射液 20～40mL 稀释后缓慢静脉注射，5～20min 注射完，必要时隔 6h 以上重复注射。大量咯血停止后仍反复咯血者，可将该药 10～20U 溶于生理盐水或 5%葡萄糖注射液 100～500mL 内静脉滴注，维持 3～5d。肌内注射：每次 5～10U。用药后可有面色苍白、出汗、心悸、胸闷、腹痛、便意及过敏等不良反应，对高血压、冠心病、心力衰竭、孕妇原则上禁用。普鲁卡因用于大量咯血不能使用垂体后叶素者。用法为：0.5%普鲁卡因 10mL（50mg），用 25%葡萄糖注射液 40mL 稀释后缓慢静脉注射，1～2 次/d。或取该药 150～300mg 溶于 5%葡萄糖注射液 500mL，静脉滴注。用药前必须先进行皮试，有该药过敏史者禁用；药量不宜过高，注入速度不能过快，否则可引起颜面潮红、谵妄、兴奋、惊厥等症状，对出现惊厥者可用异戊巴比妥或苯巴比妥钠解救。酚妥拉明 10～20mg 加入 5%葡萄糖注射液或 5%葡萄糖氯化钠注射液 500mL，静脉滴注，滴速 5～8mL/min，1 次/d，连用 5～7d。氨基己酸 4～6g，以 5%～10%葡萄糖注射液或生理盐水 100mL 稀释，15～30min 内滴完，然后以 1g/h 维持 12～24h 或更长。酚磺乙胺用法为 0.25～0.75g/次，肌内注射或静脉滴注，2～3 次/d。静脉滴注快时可发生休克，须密切观察。卡巴克洛肌内注射 10mg/次，2 次/d。口服 2.5～5mg/次，3 次/d。癫痫及精神病患者忌用。维生素 $K_1$10mg/次肌内注射或缓慢静脉注射，1～2 次/d；维生素 $K_3$4～8mg/次，2～3 次/d。云南白药 0.3～0.5g/次，3 次/d，口服。止血粉 0.5～1.0g/次，3 次/d，口服。

咯血量大或咯血过猛内科治疗无止血趋向者或反复大量咯血，有发生窒息及休克危险者，应及时转院治疗，必要时行支气管镜止血、选择性支气管动脉造影及栓塞治疗或紧急外科手术治疗。如已经发生窒息，应患侧卧位，头低足高位，轻拍背部以便使血块咯出，注意清除口腔、鼻腔、喉部积血，必要时使用气管插管以保持气道通畅。

三、转院要求

（一）病情要求

反复大咯血，经药物治疗不能控制；病情进行性加重，出现器官功能不全，尤其是多个器官功能不稳定的表现；没有条件诊治导致支气管扩张的原发疾病。

（二）途中要求

（1）维持生命体征稳定。

（2）警惕大咯血等发生的可能。如出现，应及时处理。

（3）加强对症治疗。气短和发绀的患者，如有条件应予吸氧。

四、诊疗体会

（一）诊断方面

注意与其他慢性咳嗽、咳痰疾病及反复咯血疾病相鉴别。通常需要影像学资料才能确诊。

（二）治疗方面

治疗方案的确定要考虑多方面的因素，如症状轻重、有无反复肺部感染的历史、发作的次数及治疗的效果，尤其注意有无咯血史。合理应用抗生素后，大部分感染可以控制，注意保持痰液引流通畅，威胁生命的因素主要为大咯血，应及时处理。

五、预后及患者教育

防治麻疹、百日咳、支气管肺炎及肺结核等急、慢性呼吸道感染，对预防支气管扩张具有重要意义。早期发现和治疗可防止病情发展和加重。

第八节　肺结核

肺结核是结核分枝杆菌感染引起的慢性肺部疾病，其中痰中排菌者称为传染性肺结核病。我国是结核病大国，感染率、患病率和发病率均高。排菌患者（开放性肺结核）是主要传染源。含有结核分枝杆菌的飞沫是主要传播途径。婴幼儿、老年人、酗酒者、免疫力低下者（可由疾病如艾滋病等或药物如免疫抑制剂等引起），以及糖尿病、硅肺、长期血液透析、产后、胃切除、空回肠改造术后者都是结核病的易患者，生活贫困、居住拥挤和营养不良等也是结核病的易感因素。

结核病的基本病理变化是炎性渗出、增生和干酪样坏死，多同时存在，也可以某一种变化为主，可互相转化。如未经治疗或治疗效果不佳，病情进展，可表现为干酪坏死灶液化，空洞形成，结核播散如局部、支气管、淋巴管及血行播散等。如抗结核化疗有效或机体免疫力增强，则病灶可消散、吸收，或残留纤维化，钙化；空洞可闭合或者虽然未闭合，但上皮细胞覆盖洞壁，成为净化空洞。值得注意的是即使完全钙化的病灶内仍可残留休眠的结核菌，有重新活动的可能。

肺结核可分为原发性肺结核、血行播散型肺结核（急性血行播散型肺结核也称为粟粒性肺结核）和继发性肺结核，并常可合并结核性胸膜炎或其他肺外结核病。

一、诊断

（一）病史

患者可有开放性结核接触史或既往胸膜炎、颈淋巴结肿大、肛瘘等肺外结核病史，或糖尿病等结核易患因素等。发病早期干咳或咳少量黏痰，空洞形成或合并感染时痰呈黏液脓性或脓性。咯血常见，可为痰血，也可为大量鲜血。累及胸膜时可表现为固定的针刺样胸痛，呼吸和咳嗽时加重。肺部病变严重或合并中量以上胸腔积液者有呼吸困难和气促。可有结核中毒症状，如低热、全身不适、乏力、盗汗、食欲下降、面颊潮红等。粟粒性肺结核和干酪肺炎多伴高热。有的可伴关节痛，女性可有月经失调。

（二）查体

体征与病变的性质、部位和程度有关。早期渗出病变范围小或部位深，可无异常体征。如范围增大，甚至实变，则患侧呼吸运动减低，触觉语颤增强，叩诊呈浊音，听诊时可闻及支气管呼吸音和湿啰音。出现空洞且较大时，也可闻及支气管呼吸音。肺部病变发生广泛纤维化或胸膜粘连增厚时，气管移位，患侧胸廓常下陷、肋间隙变窄、叩诊呈浊音，对侧可代偿性呈肺气肿征。合并胸腔积液后可有相应体征。

（三）辅助检查

1.结核菌素试验

旧结核菌素（OT）试验所用的旧结核菌素主要含有结核蛋白，OT抗原不纯，可能引起非特异性反应。用1∶2000的OT稀释液0.1mL（5U），在左前臂屈侧中上1/3处做皮内注射，经48～72h测量皮肤硬结直径，硬结（注意不是红晕！）小于5mm为阴性，5～9mm为弱阳性，10～19mm为阳性反应，20mm以上或局部发生水疱、坏死和淋巴管炎者为强阳性反应。PPD（纯化蛋白衍生物）试验：硬结平均直径≥5mm为阳性反应。结核菌素试验阴性并不表示一定没有结核菌感染，免疫功能低下患者或年老体衰者的结核菌素反应亦常阴性。阳性反应仅表示曾有结核感染，并不一定现有患病。其对婴儿的诊断意义较大，3岁以下阳性提示有活动性肺结核。

2.胸部X线检查

病灶部位、范围、性质、发展情况和治疗效果作出判断。肺结核病灶通常在肺上部、单侧或双侧，有多种不同性质的病灶，如密度较高、边缘清晰的斑点、结节和条索影或边缘模糊、浓淡不一云雾状阴影以及环形边界透光区的空洞等混合存在，并可有肺内支气管播散或弥漫性结节状血行播散迹象，原发性肺结核及HIV感染宿主多伴有肺门淋巴结肿大。胸部CT检查可发现微小或隐蔽性病变，了解病变范围及组成。要注意的是不能仅凭胸部影像学检查确定肺结核的诊断。

3.痰中找到结核菌是确诊肺结核的主要依据

痰菌阳性说明病灶是开放性的，痰菌量较少可用集菌法。如有条件，应同时做培养，并做药物敏感试验和菌型鉴定。

4.其他检查

常有轻度白细胞计数升高。急性粟粒性肺结核时白细胞计数可减少，有时出现类白血病反应的血常规。红细胞沉降率（简称血沉）可增快，但无特异性。支气管镜检查可用于发现支气管内膜结核、吸取分泌物、做病原学检查或了解有无肿瘤、解除阻塞、取脱落细胞及活组织病理检查等。浅表淋巴结活检可用于结核的鉴别诊断。

（四）诊断要点

（1）患者具有既往结核病史、开放性结核接触史和（或）其他易患因素。慢性咳嗽、咳痰和（或）咯血，多伴有结核中毒症状。

（2）胸部影像学检查示肺上部、单侧或双侧，多种不同性质的病灶如斑点、结节、条索影、云雾状阴影和空洞等，可有肺内播散迹象及肺门淋巴结肿大。

（3）痰涂片、集菌法或培养中找到结核菌是确诊肺结核的主要依据。

（4）除外其他呼吸系统疾病。

（五）鉴别诊断

肺结核的临床与 X 线表现，与多种非结核性肺部疾病相似。

1.肺癌

多见于 40 岁以上嗜烟男性；常无明显毒性症状，多有刺激性咳嗽、胸痛及进行性消瘦。中央型肺癌常有痰中带血，肺门附近有阴影，与肺门淋巴结结核相似。周围型肺癌可呈球状、分叶状块影，须与结核球鉴别。X 线胸片示结核球周围可有卫星病灶、钙化，而癌肿病灶边缘常有切迹、毛刺。进一步鉴别常须结合痰结核菌、脱落细胞检查及通过纤维支气管镜检查及活检等。肺癌与肺结核的并存，亦须注意发现。

2.肺炎

干酪样肺炎，易被误诊为肺炎球菌肺炎。干酪样肺炎多有结核中毒症状，起病较慢，咳黄色黏液痰，X 线示病变多位于右上叶，呈云絮状、密度不均，可出现虫蚀样空洞。抗结核治疗有效，痰中易找到结核菌。后者起病急骤、高热、寒战、胸痛伴气急，咳铁锈色痰，X 线征象病变常局限于一叶，抗生素治疗有效。支原体肺炎、病毒性肺炎或过敏性肺炎（嗜酸性粒细胞肺浸润症）在 X 线上的炎症征象，与早期浸润性肺结核相似。支原体肺炎通常在短时间内（2～3 周）可自行消散；过敏性肺炎的肺内浸润阴影常呈游走性，血中嗜酸性粒细胞增多。

3.肺脓肿

肺脓肿起病较急，高热，大量脓痰，痰中无结核菌，但有多种其他细菌，血白细胞总数及嗜中性粒细胞增多，抗生素治疗有效，空洞多见于下叶，周围的炎症浸润重，洞内常有液平。肺结核空洞多发生在上叶，空洞壁较薄，洞内有很少有液平面。慢性纤维空洞型肺结核合并普通细菌感染时不易与慢性肺脓肿鉴别，后者痰结核菌阴性。

4.支气管扩张

有慢性咳嗽、咳痰及反复咯血史，但痰结核菌阴性，X 线胸片多无异常发现或仅见局部肺纹理增粗或卷发状阴影，CT 有助确诊。

5.支气管淋巴结核

常表现为发热及肺门淋巴结肿大，应与结节病、纵隔淋巴瘤等鉴别。

二、治疗

肺结核的治疗主要包括抗结核化学治疗、对症治疗和手术治疗。

（一）药物治疗

（1）应坚持早期、联用、适量、规律、全程五项原则。

（2）一线药物包括异烟肼、利福平、链霉素、吡嗪酰胺、乙胺丁醇等；二线药物主要包括卡那霉素、阿米卡星、卷曲霉素、对氨水杨酸、乙硫异烟胺、丙硫异烟胺、环丝氨酸、新喹诺酮等。

（3）视病情轻重、有无痰菌和细菌耐药情况及经济状况、药源供应等，选择治疗方案。

（4）注意的是药物的不良反应。按发生频率排序大致为肝损害、胃肠反应、过敏反应、神经反应。

（二）快速处理

包括对症治疗及并发症的治疗。

（1）干酪样肺炎、急性粟粒性肺结核、结核性脑膜炎有高热等严重结核毒性症状，或结核性胸膜炎伴大量胸腔积液者，可在使用有效抗结核药物的同时，加用糖皮质激素，常用泼尼松，15～20mg/d，顿服，以减轻炎症及过敏反应，促进渗液吸收，减少纤维组织形成及胸膜粘连。待毒性症状减轻重，泼尼松剂量递减，至6～8周停药。

（2）咯血的治疗包括侧卧位卧床休息、镇静、轻轻将存留在气管内的积血咯出。止血常用垂体后叶素10U加于20～30mL生理盐水或葡萄糖注射液中，缓慢静脉注入（15～20min），然后以10～40U于5%葡萄糖注射液500mL中静脉滴注维持治疗。但禁用于高血压、冠心病、心功能不全的患者及孕妇。如需使用此时可考虑选用其他止血药。慎用强镇咳药，以免因抑制咳嗽反射及呼吸中枢，使血块不能排出而引起窒息。咯血窒息是咯血致死的主要原因，窒息时患者可胸闷、气憋、唇甲发绀、面色苍白、冷汗淋漓、烦躁不安。应立即保持呼吸道通畅，采取头低足高45°的俯卧位，轻拍背部，迅速排出积血，并尽快挖出或吸出口、咽、喉、鼻部血块。必要时，有条件可气管插管或气管切开，以解除呼吸道阻塞。反复大咯血可予适当补液或输血。

（3）呼吸困难时予以吸氧，有继发感染时应用抗生素，有支气管痉挛时用支气管解痉药，并发气胸或渗出性胸膜炎时应给予抽气或抽液。

三、转院要求

确诊及疑诊者均应及时报告和（或）转诊至专科医院系统诊治。

（一）病情要求

（1）症状及辅助检查结果典型，有高危因素，出现并发症（如结核性胸膜炎尤其是结核性脓胸、肺不张及自发性气胸等）和（或）其他肺外结核者应考虑转至结核专科医院治疗。

（2）症状及辅助检查结果不典型，但有明显高危因素和（或）出现并发症和（或）其他肺外结核者。

（3）症状及辅助检查结果不典型，但症状危重，如高热、呼吸困难明显、大咯血，脏器功能不全等。

（4）症状及辅助检查结果不典型，症状轻微，但怀疑或不能除外肺结核者，可予系统常规抗感染治疗3～7d，如病情及辅助检查结果不改善甚至加重者，应考虑转院。

（二）途中要求

（1）维持生命体征稳定。

（2）加强对症治疗。气短和发绀的患者，如有条件应予吸氧。

（3）警惕并发症，尤其是大咯血和气胸等发生的可能。如出现，应及时处理。

四、诊疗体会

（一）诊断方面

对于症状可疑、有高危因素的患者，应注意行胸部影像学和痰菌检查。不典型者应连续观察病情变化，必要时可予试验性系统常规抗感染治疗。确诊及疑诊者均应及时报告和（或）转诊至专科医院系统诊治。

（二）治疗方面

结核治疗方案的制订应在专科医院进行。乡村（社区）医院主要进行对症治疗和并发症的紧急处理。对于急危重患者应及时转诊。警惕由于大咯血或咯血后误用多量镇静、止咳药，使血不易咯出，阻塞支气管而发生窒息，一旦发生须积极处理。此外应警惕抗结核化疗药物的副作用，及时发现，及时处理。

五、患者教育

应指导患者注意休息及营养支持。按照化疗方案所定的疗程坚持治满疗程。开放性肺结核患者应戴口罩，必要时隔离。不可随地吐痰，痰液应用纸包好。直接焚毁带有病菌的痰纸是最简便的灭菌方法。煮沸可用于消毒被污染的器物。通常结核菌煮沸1 min，即可被杀灭。结核病是慢性传染病，但只要及时诊断、合理治疗，大多可痊愈。

第五章　消化系统疾病

第一节　急性胃炎

急性胃炎系由不同病因引起的胃黏膜急性炎症。病变严重者可累及黏膜下层与肌层，甚至深达浆膜层。临床上按病因及病理变化的不同，分为急性单纯性胃炎、急性糜烂出血性胃炎、急性腐蚀性胃炎和急性化脓性胃炎，其中临床上以急性单纯性胃炎和急性糜烂出血性胃炎为常见，前者更多见，由于抗生素已广泛应用，急性化脓性胃炎已罕见。

急性胃炎是由化学因素、物理因素及微生物细菌毒素引起的，化学刺激主要来自烈酒、浓茶、咖啡、辛辣食物及药物。其中急性腐蚀性胃炎多是由吞服强酸、强碱及其他腐蚀剂所致；物理刺激如过热、过冷、过于粗糙的食物、异物、胃石及 X 线照射等；进食细菌或其毒素污染的食物，是导致急性胃炎最常见的一个病因；对水生贝壳类食物过敏、精神神经功能障碍，可引起胃黏膜急性炎症；许多危重疾病引起的应激状态可引起急性糜烂出血性胃炎。

一、诊断

（一）病史

仔细询问上述可能存在的病因，如有无饮烈酒、浓茶、咖啡，进食辛辣、过热、过冷、过于粗糙的食物和柿子、山楂或黑枣病史；应用药物如水杨酸盐制剂，吲哚美辛、保泰松、阿司匹林等非甾体消炎药、糖皮质激素、某些抗生素和抗癌药物等及吞服强酸、强碱及其他腐蚀剂病史；有无腹部 X 线照射史；夏季发病者必须询问是否进食变质食物和未煮熟的海鲜类食物，有无对水生贝壳类食物过敏史；近期有无精神刺激和明显的情绪变化；判断是否存在危重疾病如严重感染、颅内病变、大手术后、大面积烧伤、严重创伤休克及恶性肿瘤引起的应激状态等。

急性胃炎多急性起病，症状轻重不一，常有食欲减退、恶心、呕吐、上腹部疼痛或肠绞痛，亦可有腹泻、畏寒，沙门菌属感染引起者常伴发热、头痛和肌痉挛等征象。细菌性单纯胃炎潜伏期短，如葡萄球菌感染多在进食后 1～6h、沙门菌属 4～24h、嗜盐菌为 9～12h。同时伴发肠炎而致腹泻，粪呈水样，故又称急性胃肠炎；一般 1～2d 后即可好转，重者可有发热、脱水、酸中毒、休克等中毒症状；急性糜烂出血性胃炎则以上消化道出血即呕血和（或）黑粪为主要表现，大量出血可引起晕厥或休克，伴贫血。

（二）查体

常见上腹部或脐周有轻压痛，肠鸣音活跃或亢进。

（三）辅助检查

急性单纯性胃炎纤维内镜下可见胃黏膜充血、水肿，黏液分泌增多，表面覆盖白色渗出物，可有点状出血和轻度糜烂，病理所见黏膜内有中性粒细胞浸润；急性糜烂出血性胃炎纤维内镜下见胃黏膜多发性糜烂，伴点状或片状出血，间有浅表性溃疡。病变呈局灶性或弥漫性分布，多见于胃体和胃底。

（四）诊断要点

急性单纯性胃炎临床诊断主要依据病史和临床表现，而急性糜烂出血性胃炎的确诊最可靠的是急诊内镜检查，一般在出血后 24～48h 进行。

（五）鉴别诊断

以上腹痛为主要症状者应与消化性溃疡、急性胰腺炎、急性胆囊炎、急性阑尾炎、急性心肌梗死等进行鉴别。辅以血、尿淀粉酶，心肌酶谱，心电图，腹部超声等检查。

二、治疗

急性胃炎可根据病因和临床表现做针对性处理，只要及时治疗一般都可痊愈。

（一）药物治疗

以急性单纯性胃炎治疗措施为主。

1.去除病因

卧床休息大量呕吐及腹痛剧烈者应暂禁食，待症状减轻后可进流质饮食或软食。

2.对症治疗

腹痛者可给予局部热敷，或用解痉药，如阿托品、山莨菪碱等；剧烈呕吐引起脱水和电解质紊乱者，必须静脉输液予以纠正；呕吐可以口服甲氧氯普胺或肌内注射溴米那普鲁卡因（爱茂尔）；亦可用西咪替丁（甲氰米胍）等抑酸剂减少胃酸分泌减轻胃黏膜炎症。

3.抗生素的应用

一般不用抗生素，但对细菌感染所致者应给予抗生素治疗，如小檗碱片和诺氟沙星等，以消炎止泻。

（二）快速处理

1.急性腐蚀性胃炎

急性腐蚀性胃炎是一种严重的内科急症，必须及早积极抢救，监测生命指征，维持呼吸道通畅。吞服强酸、强碱者严禁洗胃。应迅速给饮牛奶、鸡蛋清，立即输液、镇静止痛（可使用哌替啶、吗啡等止痛药物）、预防感染（使用抗生素）、抗休克等治疗。待急性期过后再处置食管和幽门的瘢痕狭窄，必要时外科手术治疗。关于腐蚀剂的解毒药物可参阅有关章节。

2.急性糜烂出血性胃炎

有时急性糜烂出血性胃炎来势凶猛，迅速出现休克，甚至死亡。因此，在积极止血、抗休克的同时，应及时处理原发病，去除病因。

（1）有活动性出血时禁食，出血停止12～24h可进流食，并逐渐过渡为半流食、软食。

（2）补充血容量：出血量较大引起急性周围循环衰竭，应尽快输液和输血，抗休克并纠正电解质与酸碱平衡失调。

（3）抑酸剂：H2 受体拮抗药如静脉滴注西咪替丁（400～800mg/次，1～2 次/d）、法莫替丁（20～40mg/次，1～2 次/d）等，质子泵抑制剂如奥美拉唑、泮托拉唑等，均为 40mg/次，1～3 次/d，静脉滴注。

（4）其他止血药物：如凝血酶，2000～10000U/次，分次口服；每 100mL 含 8mg 去甲肾上腺素冰盐水 40mL，每 2～4h 与凝血酶交替口服；酌情使用注射用巴曲酶等止血药物。

（5）生长抑素：应用于上述治疗止血效果不佳时的上消化道大出血，但价格昂贵。如生长抑素十四肽（思他宁），须 24h 持续静脉滴注，因其半衰期短，应注意滴注过程中不能中断，若中断超过 5min，应重新注射首剂。人工合成的八肽（奥曲肽）价格相对便宜。生长抑素用于消化道出血尚有争论，目前主要用于肝硬化患者的急性胃黏膜出血。

（6）急诊内镜治疗：在内镜直视下找到出血部位，采取高频电灼、激光、微波、局部喷洒止血药物或止血夹等方法止血。条件比较好的单位，内镜止血应作为首选。

（7）少数严重上消化道大出血者内科治疗无效时，可考虑进行血管栓塞治疗或手术治疗。

三、转院要求

（一）病情要求

急性糜烂出血性胃炎伴上消化道大出血有周围循环衰竭表现，急性胃肠炎有中毒性休克表现，急性腐蚀性胃炎损伤较重时须在积极抗休克、抗炎及其他适当处理后，并保证患者生命体征相对平稳适于搬动时尽快转往上级医院诊治。

（二）途中要求

应携带足够的输液物品及抢救药品如升压药、呼吸兴奋药、肾上腺素、阿托品、利多卡因等，给氧设备、心电图仪等。途中密切监测生命体征的变化并及时处置。

四、诊疗体会

（一）诊断方面

（1）留置胃管观察有无出血能更明确上消化道出血的诊断，同时能更确切观察有无活动性出血并及时处置。

（2）判断继续出血或再出血。继续出血或再出血常表现：①反复呕血或黑粪次数增多、稀薄伴肠鸣音亢进；②周围循环衰竭的表现经充分补液无改善或恶化；③血红蛋白浓度、红细胞计数与红细胞比容继续下降、网织红细胞计数持续增高；④补液与尿量足够时，血尿素氮持续升高；⑤胃管内抽出新鲜血液。

（3）注意详细询问病史，尤其各种病因。

（二）治疗方面

（1）重视饮食指导：大量饮水，因呕吐腹泻、失水量较多，宜饮口服补液盐或糖盐水来补充水分和电解质，并有利于毒素排泄；急性发作期建议清淡流质饮食，如米汤、藕粉、去核去皮红枣汤、薄面汤等，以咸食为主；症状缓解后，渐增加牛奶、蒸蛋羹等。然后再用少渣清淡半流质饮食，继之用少渣饮食。若伴有肠炎、腹泻、腹胀，应尽量少用易产生气及含脂肪多的食物，如牛奶、豆奶、蔗糖等；病情好转后可给予少渣半流质饮食，继而用软食；少量多餐。

（2）对上消化道大出血的患者应迅速使用足量抑酸剂使胃内 pH 上升至 6 以上，临床疗效较好。

（3）应及早考虑应用急诊内镜检查并治疗。

五、预后及患者教育

患者在日常生活中必须注意食品及饮用水卫生，妥善保管腐蚀剂，详细了解所服用药物的副作用，积极治疗原有的危重疾病。

急性单纯性胃炎病程较短，具有自限性；其他各型急性胃炎经治疗后，不留下任何后遗病变；但急性腐蚀性胃炎病情严重，后期可出现食管、胃幽门等部位的狭窄；

急性糜烂出血性胃炎伴上消化道大出血若抢救不及时可能危及生命。以上情况也需要患者及家属了解，以便及时、彻底治疗和预防。

第二节 慢性胃炎

慢性胃炎是由各种病因引起的胃黏膜慢性炎症。我国采纳了国际上新悉尼系统的分类方法，将慢性胃炎分成浅表性、萎缩性和特殊类型三大类。慢性浅表性胃炎的主要病因为幽门螺杆菌感染。慢性萎缩性胃炎又可分为多灶萎缩性胃炎和自身免疫性胃炎两大类，前者病变以胃窦为主，多由幽门螺杆菌感染引起的慢性浅表性胃炎发展而来，后者病变主要位于胃体部，由自身免疫引起。特殊类型胃炎如化学性胃炎、感染性胃炎、嗜酸细胞性胃炎等临床上较少见。

以胃体黏膜萎缩为主的慢性萎缩性胃炎，也称为自身免疫性胃炎，患者血中常存在自身抗体如壁细胞抗体、内因子抗体，内因子丧失引起维生素 B_{12} 吸收。

不良导致恶性贫血，可伴有其他自身免疫性疾病；酗酒、吸烟、高盐和缺乏蔬菜水果的饮食，食物过冷或过热、过粗糙坚硬，浓茶、咖啡和辛辣刺激性食物等都易诱发或加重病情。某些药物，如阿司匹林、保泰松、糖皮质激素等可破坏胃黏膜屏障，诱发或加重胃炎。

一、诊断

（一）病史及症状

询问有无吸烟、酗酒嗜好及不良的饮食习惯如偏食、喜食高盐或辛辣刺激性食物等，是否长期服用药物史如非甾体消炎药、糖皮质激素等。

本病进展缓慢，常反复发作，中年以上好发病，并有随年龄增长而发病率增加的倾向。部分患者可无任何症状，多数患者可有不同程度的消化不良症状如上腹痛、上腹胀、早饱、嗳气、反酸、恶心等。胃窦胃炎有时出现酷似消化性溃疡的症状，并有小量上消化道出血。自身免疫性胃炎患者可有恶性贫血、维生素 B_{12} 缺乏等临床表现。

（二）查体

体征不明显，有时可有上腹部轻压痛。

（三）辅助检查

1.胃镜及活组织检查

是慢性胃炎最可靠的诊断方法。内镜下慢性浅表性胃炎以胃窦部最明显，可见点状或片状红斑、黏膜粗糙不平、点片状出血；慢性萎缩性胃炎黏膜多呈苍白或灰白色，呈颗粒状、黏膜血管显露、皱襞变细平坦。两者均可有局限性糜烂和胆汁反流。

活组织检查应多部位取材并要取到黏膜肌层，如在胃窦小弯、大弯及胃体小弯各取 1 块。主要病理学特征是炎症、萎缩和肠化生，若出现异型增生，则视为胃癌的癌前病变。

2.幽门螺杆菌检测

检查方法参阅消化性溃疡的辅助检查。

3.自身抗体检测

检测血壁细胞抗体、内因子抗体和血清维生素 B_{12} 浓度，有助于自身免疫性胃炎、恶性贫血的诊断。

（四）诊断要点

确诊必须依靠胃镜及胃黏膜活组织病理学检查。幽门螺杆菌检测有助于病因诊断。疑诊自身免疫性胃炎可检测自身抗体。

（五）鉴别诊断

慢性胃炎须与消化性溃疡、胃肠功能紊乱、慢性胆道疾患等鉴别，辅以胃镜、腹部超声、十二指肠引流等检查。特别注意胃窦胃炎的 X 线征象和胃体胃炎的临床表现常酷似胃癌，应认真鉴别。

二、治疗

（一）药物治疗

1.根除幽门螺杆菌治疗

目前对于幽门螺杆菌引起的慢性胃炎是否应常规根除幽门螺杆菌尚存在争议。建议对下列幽门螺杆菌感染的慢性胃炎患者进行根除幽门螺杆菌治疗：①有明显异常的慢性胃炎（胃黏膜有糜烂、中至重度萎缩及肠化生、异型增生）；②有胃癌家族史；③伴糜烂性十二指肠炎；④消化不良症状经常规治疗疗效差者。具体方案参阅消化性溃疡的治疗。

2.对症治疗

有胆汁反流、恶心、上腹饱胀者，适当选择下列促胃动力药，如甲氧氯普胺（5～10mg/次，3 次/d）、多潘立酮（10mg/次，3 次/d）、莫沙比利（5～10mg/次，3 次/d），三者均在餐前半小时口服。需要注意甲氧氯普胺可产生锥体外系症状，停药后可恢复。

胆汁反流明显可加用铝碳酸镁；上腹痛发作时可用解痉药如溴丙胺太林、阿托品、颠茄片及抑酸剂和抗酸剂；慢性萎缩性胃炎伴恶心贫血者可加用维生素 B_{12} 和叶酸；伴厌食、食欲缺乏者可口服多酶片和其他消化酶制剂等。

3.中医中药

西医治疗疗效不佳且反复发作者可使用中药治疗及非药物疗法如针灸、推拿按摩和腹部透热疗法等。

4.手术治疗

慢性萎缩性胃炎伴重度不典型增生者（癌变率 10%以上）应视为癌变，可予手术切除治疗，目前多采用内镜下胃黏膜切除术。

（二）快速处理

对于没有病理条件的医院（诊所），高度怀疑患者存在不典型增生者，或反复胃镜检查不除外肠上皮化生，尤其是胃体部黏膜萎缩者，应及时送往有条件的医院进一步检查，防止遗漏早期胃癌。

三、转院要求

（一）病情要求

反复发作治疗效果不好的患者、贫血或有上消化道出血的患者及疑有癌变的患者应及早转往上级医院进一步明确诊断和治疗。

（二）途中要求

慢性胃炎患者多数病情较平稳，可自行去上级医院就诊。

四、诊疗体会

（一）诊断方面

对慢性萎缩性胃炎并异型增生者应高度重视，关键在于定期随访，及早发现重度异型增生，并及早手术治疗。

（二）治疗方面

应注意除去各种可能的致病因素，如彻底治疗急性胃炎及口腔、咽喉部慢性感染灶等，慢性胃炎主要针对影响生活质量的症状治疗。

五、预后及患者教育

慢性胃炎为常见病和多发病，它可长期持续存在，通常多数患者无症状，可不必药物治疗，注意保持良好的饮食习惯，不暴饮暴食，避免对胃有刺激的食物及药物，戒烟戒酒，要适当调控情绪，避免精神过度紧张或忧伤。

少数慢性浅表性胃炎可发展为慢性多灶萎缩性胃炎，中、重度萎缩性胃炎，特别是萎缩性胃炎伴有病理检查上的结肠型上皮化生或不典型增生者，属于癌前病变。因此，慢性萎缩性胃炎需要定期做胃镜复查：一般的慢性萎缩性胃炎 3 年复查 1 次；伴有不完全性结肠型肠上皮化生伴轻度不典型增生者 1 年 1 次；伴中度不典型增生者 3 个月 1 次。

第三节　消化性溃疡

消化性溃疡主要指发生在胃和十二指肠的慢性溃疡，即胃溃疡（GU）和十二指肠溃疡（DU），在十二指肠溃疡中，以球部溃疡最多见。本病是常见病、多发病，可发生于任何年龄，DU 多见于青少年，GU 多见于中老年，男性多于女性，临床上 DU 比 GU 多见。

在正常生理情况下，胃和十二指肠黏膜经常接触强侵蚀性的胃酸和在酸性环境下被激活、能水解蛋白质的胃蛋白酶，还经常受摄入的各种有害物质的侵袭，但仍能维持其完整性，这有赖于黏膜具有一系列的防御和修复机制，如黏液-碳酸氢盐屏障、黏膜屏障、上皮细胞的再生更新、黏膜丰富的血运及前列腺素 E 和表皮生长因子的保护作用等。

目前认为消化性溃疡是一种多因素疾病，其中幽门螺杆菌感染和服用非甾体抗炎药是已知的主要病因，胃酸是溃疡形成的关键因素。各种与发病有关的因素如胃酸、胃蛋白酶、感染、遗传、体质、环境、饮食、生活习惯、精神因素等，通过不同途径或机制，导致侵袭作用增强和（或）防御机制减弱，均可促发溃疡发生。

一、诊断

（一）病史及症状

询问饮食及生活习惯、工作环境、近期是否受到精神刺激和服用非甾体抗炎药如阿司匹林、布洛芬等病史。

上腹痛为主要症状，消化性溃疡的上腹痛具有典型的特征：①慢性过程，病史可达数年至数十年；②周期性发作，发作期与缓解期交替；发作常有季节性，多在秋冬或冬春之交发病，可因精神情绪不良、过劳或饮食失调等诱发；③发作时上腹痛呈节律性，DU 半数以上表现为疼痛在两餐之间发生（饥饿痛），餐后缓解，可有夜间痛；GU 约在餐后 1h 出现疼痛，1～2h 后逐渐缓解。

部分患者无节律性疼痛，表现为上腹部隐痛、饱胀、食欲缺乏、反酸、嗳气等消化不良症状。少数患者以上消化道出血、穿孔等并发症为首发症状。因此，应询问有无呕血、黑粪、呕吐隔夜宿食、持续性剧烈腹痛等症状。

（二）查体

缓解期无明显体征。活动期上腹部有限局性压痛点，GU 压痛多在剑突下，而 DU 多在剑突偏右。有关并发症的体征在下文详述。

（三）辅助检查

1.胃镜及胃黏膜活组织检查

胃镜是确诊消化性溃疡的首选检查方法，对鉴别良、恶性溃疡有很高的准确性，并可检测幽门螺杆菌。典型的溃疡呈圆形或椭圆形，溃疡深浅不一，边缘光整，底部洁净，上覆灰白色或灰黄色纤维渗出物。活动性溃疡周围黏膜常有炎症水肿。溃疡愈合期边缘上皮细胞增生，肉芽组织纤维化变成瘢痕，瘢痕收缩使周围黏膜皱襞向其集中。根据溃疡表面和边缘的不同情况，内镜下将溃疡分为活动期（A）、愈合期（H）和瘢痕期（S），其中每个病期又可分为两个阶段。胃黏膜活组织检查可鉴别良性溃疡抑或恶性溃疡，尤其是胃溃疡患者一定要作为必查项目。

2.X 线钡剂检查

适用于对胃镜检查有禁忌或不愿接受胃镜检查者，但必须待活动性上消化道出血停止、病情稳定后方可进行。溃疡的 X 线表现有直接和间接两种征象：龛影是直接征象，有确诊价值；十二指肠球部激惹和球部畸形、胃大弯侧痉挛性切迹均为间接征象，仅提示可能有溃疡。

3.幽门螺杆菌检测

目前已作为消化性溃疡的常规检查项目，有无幽门螺杆菌感染决定治疗方案的不同。

检测方法分胃为侵入性和非侵入性两类。前者须通过胃镜检查取胃黏膜活组织检测快速尿素酶试验、组织学检查和幽门螺杆菌培养；后者有 13C 或 14C 尿素呼气试验、粪便幽门螺杆菌抗原检测和血清学检查（定性检测血清抗幽门螺杆菌 IgG 抗体）。

目前 13C 或 14C 尿素呼气试验检测幽门螺杆菌敏感性及特异性均较高且无须胃镜检查，可作为诊断和根除治疗后复查的首选方法。若无法开展此项检测，可检测粪便幽门螺杆菌抗原，亦有较高的准确性。

4.胃液分析和血清胃泌素测定

仅在怀疑有胃泌素瘤时作鉴别之用。

（四）并发症

1.出血

上消化道出血是消化性溃疡最常见的并发症，也是上消化道出血最常见的病因。DU 并发出血较 GU 更多见。主要表现为呕血和（或）黑粪伴（不伴）有周围循环衰竭的表现。出血前原有溃疡症状加重，出血后多减轻。

2.穿孔

溃疡穿孔在临床上分为急性、亚急性和慢性三种类型，以十二指肠溃疡急性穿孔常见。

急性穿孔部位常位于十二指肠前壁和胃前壁，会引起急性腹膜炎，表现有突发持续性剧烈腹痛，开始为右上或中上腹，逐渐变为脐周至全腹，伴有恶心、呕吐、烦躁不安、面色苍白、四肢发冷、心悸等症状，典型体征有板状腹、腹膜刺激征、肠鸣音消失等。

慢性穿孔又称穿透性溃疡，指十二指肠或胃后壁的溃疡深至浆膜层时已与邻近的组织或器官发生粘连，胃肠内容物不流入腹腔，临床表现腹痛规律改变，疼痛放射至背部，顽固而持续。穿孔较小只引起局限性腹膜炎时称亚急性穿孔。

3.幽门梗阻

幽门梗阻主要由 DU 和幽门管溃疡引起。溃疡急性发作时因炎症水肿和幽门痉挛引起暂时性梗阻，又称功能性幽门梗阻，可随炎症的好转而缓解；而由瘢痕收缩引起持久性幽门狭窄，称器质性幽门梗阻。

临床表现为上腹疼痛、胀满，餐后加重，恶心、呕吐，呕吐物含发酵酸性宿食，大量呕吐后症状缓解。查体可见胃型、蠕动波和振水音。如清晨空腹插胃管抽液量大于200mL，应考虑本病存在。注意此时若进行X线钡剂检查，则可能引起钡剂潴留。

4.癌变

少数GU可发生癌变（1%以下），DU则否。凡45岁以上、长期慢性GU患者，经内科正规治疗4～6周未见好转，疼痛规律消失，体重下降，粪便隐血持续阳性伴贫血，应高度警惕癌变的可能。须胃镜下多点活检做病理检查，并定期复查。

（五）诊断要点

主要依据典型的消化性溃疡的临床特点，内镜检查可确诊，X线钡剂检查发现龛影也有确诊价值。

（六）鉴别诊断

本病主要临床表现为慢性上腹痛，须与其他引起上腹痛的疾病如慢性肝胆胰疾病、功能性消化不良、胸膜炎、心肌梗死等疾病鉴别，做胃镜检查可明确有无消化性溃疡。特别要注意胃癌和胃泌素瘤。

1.胃癌

主要进行内镜下良性溃疡（GU）、恶性溃疡（早期溃疡型胃癌）的鉴别。恶性溃疡的内镜下特点：①溃疡形状不规则、较大；②底凹凸不平、苔污秽；③边缘呈结节状隆起；④周围皱襞中断；⑤胃壁僵硬、蠕动减弱。活组织检查可确诊。

2.胃泌素瘤

胃泌素瘤是胰腺非细胞瘤，能分泌大量胃泌素，并刺激胃壁细胞分泌大量胃酸，导致胃及十二指肠和不典型部位（如十二指肠降段、横段）发生多发性、难治性溃疡。有过高胃酸分泌和高空腹血清胃泌素。

二、治疗

（一）药物治疗

1.系统、全程、联合用药的原则

治疗的疗程不得少于4周，最好是6～8周，甚至长期维持治疗。除了制酸、抑酸、保护胃黏膜、恢复胃动力等药联合应用外，根除幽门螺杆菌的药物更是必不可少，从而提高根治率，降低复发率。

（1）抑酸药：H2 受体拮抗药可较好地抑制基础胃酸及夜间酸分泌，并能短时间内起作用，其抑制胃酸分泌的作用不如质子泵抑制剂（PPI）充分，特别适用于根除幽门螺杆菌后的后续治疗和使用半量做长程维持治疗。

常用的有西咪替丁、雷尼替丁、法莫替丁、尼扎替丁等，常用剂量西咪替丁 400 mg/次，2 次/d 或 800mg 睡前顿服；雷尼替丁 150mg/次，2 次/d 或 300mg 睡前顿服；法莫替丁 20mg/次，2 次/d 或 40mg 睡前顿服；尼扎替丁 150mg/次，2 次/d 或 300mg 睡前顿服。一般疗程为 4～6 周。主要不良反应有白细胞减少、乏力、头痛、精神异常、性功能减退等，但法莫替丁、尼扎替丁不良反应较少。

质子泵抑制剂：作用于壁细胞胃酸分泌终末步骤中的关键酶 H+-K+-ATP 酶，使其不可逆失活，因此抑酸作用较 H2 受体拮抗药强而持久。特别适用于难治性溃疡或 NSAID 相关溃疡但不能停用 NSAID 时的治疗；且为根治幽门螺杆菌的基础药物。

常用的口服药有奥美拉唑（20mg/次，1 次/d）、兰索拉唑（30mg/次，1 次/d）、泮托拉唑（40mg/次，1 次/d）、雷贝拉唑（10mg/次，1 次/d）、埃索美拉唑（20mg/次，1 次/d）等，不良反应很少。

（2）抗酸药：抗酸药能迅速中和胃酸，缓解疼痛症状，但须大剂量每日多次服用，故目前作为加强止痛的辅助治疗。常用的有铝碳酸镁（达喜）和磷酸铝（贵鼎康或洁维乐），后者长期应用可引起便秘。

（3）黏膜保护药：常用的有替普瑞酮（施维舒 100mg/次，3 次/d，口服）、瑞巴派特（膜固思达，100mg/次，3 次/d，口服）、麦滋林-S（复方谷氨酰胺 0.67g/次，3 次/d，口服）、硫糖铝（1.25g/次，3～4 次/d，两餐之间服用）、胶体次枸橼酸铋（果胶铋、丽珠得乐，100mg/次，3 次/d，口服）、米索前列醇（200μg/次，4 次/d，口服）。

铝制剂的不良反应为便秘，铋制剂除对胃黏膜有保护作用外，还有较强抑制幽门螺杆菌的作用。短期服用舌苔发黑、粪便变黑，长期服用可能引起铋在体内过量积蓄导致神经毒性，故不能长期服用。

（4）根除幽门螺杆菌治疗：凡有幽门螺杆菌感染的消化性溃疡均应予以根除幽门螺杆菌治疗。目前推荐以 PPI 或胶体铋为基础加上两种抗生素的三联治疗方案。PPI 常规剂量的倍量或胶体铋 480mg/d，加上克拉霉素 0.5～1mg/d，阿莫西林 2mg/d 和甲硝唑 800mg/d 中的两种，总剂量均分 2 次服用，疗程 7d。其中可用呋喃唑酮（200mg/d，分 2 次）代替甲硝唑，但此药可引起周围神经炎和溶血性贫血等不良反应。

根除幽门螺杆菌治疗结束后仍须按方案中所含抗溃疡药物常规剂量完成 1 个疗程（DU 总疗程 PPI2～4 周、胶体铋 4～6 周；GU 总疗程 PPI4～6 周、胶体铋 6～8 周；也可换成 H2 受体拮抗药总疗程 GU6～8 周、DU4～6 周）。判断幽门螺杆菌是否已被根除，应在根除幽门螺杆菌治疗结束后至少 4 周后进行幽门螺杆菌检测。

（5）长程维持治疗：对于溃疡的高危患者，如既往有溃疡病史、高龄或有严重伴随疾病、同时应用抗凝药或糖皮质激素、不能停用 NSAID 者，须长程维持治疗。一般以 H2 受体拮抗药常规剂量的半量睡前顿服，短者 3～6 个月，长者 1～2 年，甚至更长时间。其中 NSAID 溃疡复发的预防推荐使用 PPI 或米索前列醇。

2.手术治疗手术指征

经过严格内科治疗不愈的顽固性溃疡及胃溃疡疑是恶变者或有严重并发症内科治疗不能奏效者。

（二）快速处理

1.合并急性穿孔

大多数患者有消化性溃疡病史，多发生在饱餐后，一旦出现上述急性穿孔的临床表现，X 线检查立位腹部平片见膈下游离气体可确诊。应在禁食水、胃肠减压、补液、有效抗生素治疗同时紧急手术治疗。

2.合并幽门梗阻

对频繁呕吐患者应予禁食、胃肠减压、胃灌洗术、抑酸药、补液等治疗。

3.合并上消化道出血

尤其上消化道大出血必须紧急处理，详细内容参阅急性胃炎的快速处理。

三、转院要求

（一）病情要求

长期不愈的顽固性溃疡，有严重并发症或疑诊消化性溃疡为胃泌素瘤所致者，须立即转往上级医院诊治。

（二）途中要求

消化性溃疡合并急性穿孔、上消化道大出血的患者必须在医护人员陪护下转院，监测生命体征的变化，备足急救药品、给氧设备等，慎用止痛药。

四、诊疗体会

（一）诊断方面

（1）应特别注意，疑诊恶性溃疡一次活检阴性者，必须短期内复查胃镜再次活检；对已诊为 GU 者，在完成正规治疗后必须复查胃镜，防止漏诊早期胃癌。

（2）对诊断幽门梗阻者内科正规治疗 2 周仍无好转，应尽快请外科协助治疗。

（3）老年及体弱患者对穿孔的反应及耐受性与青壮年患者不同，其腹痛症状不太明显和剧烈，但呕吐、腹胀较重，容易休克，病情发展较快，预后差，必须高度警惕。

（二）治疗方面

1.治疗策略

明确诊断 DU 或 GU 后，区分有无幽门螺杆菌感染，阳性则首先抗幽门螺杆菌治疗，然后再给予 2～4 周抗酸治疗，阴性的溃疡包括 NSAID 相关性溃疡按常规治疗；是否维持治疗，应综合溃疡复发频率、年龄、服用 NSAID 及合并其他严重疾病、溃疡并发症史等危险因素做出决定；极少数有并发症者须手术治疗。

2.正规治疗

患者必须在消化科医师指导下按疗程用药，切忌有症状用药，无症状则停药。目前认为，溃疡愈合达到 S2 期即白色瘢痕期，则溃疡不易复发。

3.因消化性溃疡疗程较长，应密切注意药物的副作用

如定期复查肝功、血常规，有无周围神经炎、便秘、腹泻、性功能减退等。

五、预后及患者教育

消化性溃疡的患者生活要规律，避免劳累和精神刺激。溃疡病的发作期应注意休息，疼痛剧烈合并出血时要卧床。树立乐观情绪，消除焦虑。饮食要规律，定时定量、少食多餐，以吃易消化富有营养的食物为主；不宜多饮牛奶、豆浆，忌食粗糙、生、冷、硬及刺激性食物如酒、浓茶、咖啡、酸辣、油煎食物、浓缩果汁。注意腹部保暖，避免使用加重溃疡的药物如 NSAID、肾上腺皮质激素等。情绪波动时，可适当服用一些镇静药，如地西泮等。在正规治疗时要培养良好的依从性，理解消化性溃疡若治疗不彻底容易复发。

第四节 肝硬化

肝硬化是一种以肝组织弥漫性纤维化、假小叶和再生结节形成为特征的慢性肝病。临床上有多系统受累，以肝功能损害和门静脉高压为主要表现，晚期常出现消化道出血、肝性脑病、继发感染等严重并发症，常见的死因为肝性脑病、上消化道出血等。发病高峰年龄在 35~48 岁，男女比例为（3.6~8）：1。

肝硬化的病因很多，主要有病毒（包括乙肝、丙肝及丁肝病毒）、乙醇中毒、胆汁淤积、循环障碍（如慢性充血性心衰、缩窄性心包炎等）、遗传及代谢性疾病、寄生虫、药物、毒物及自身免疫性因素等，少数临床病例病因不明，称隐原性肝硬化。我国以乙型肝炎病毒肝炎所致的肝硬化最为多见，在国外，则以酒精性肝硬化最多见。

按照病理形态可将肝硬化分为小结节性肝硬化、大结节性肝硬化及大小结节混合性肝硬化。

一、诊断

（一）病史

有典型临床表现者诊断并不难，但常为失代偿期患者，早期诊断比较困难。

对于初诊患者，详细询问病史非常重要。有慢性肝炎、长期酗酒病史的患者需要注意肝硬化的发生。对于没有化验肝炎病毒系列的患者，可详细询问其家庭史，如父母、姐妹或兄弟有肝炎史，则患者多数为垂直传染者。有输血史的患者，应注意有无慢性丙型肝炎所致肝硬化。长期饮酒，每日超过80g，10年以上患者就容易发生酒精性肝硬化。如为疫区患者，应注意血吸虫感染的可能性。长期接触化学毒物如磷、砷、四氯化碳或服用甲基多巴、氨甲喋呤、双醋酚汀的患者亦可发展成为肝硬化。儿童肝硬化的发生最大的可能性为先天遗传性，如肝豆状核变性及血色病等。

肝硬化早期的临床表现不特异，要注意询问起病过程的急缓，有无腹胀、少尿、牙龈出血等表现，有无黑便、呕血，体重明显下降的患者应除外肝脏恶性肿瘤的发生。

（二）查体

失代偿期肝硬化患者面容多灰暗黝黑，许多患者可见巩膜黄染，常见体征有脾大、肝掌（手掌大鱼际、小鱼际和手指末端斑状发红）、蜘蛛痣、腹壁静脉显露及曲张（脐上血流向上，脐下血流向下）。合并腹腔积液的患者可见蛙状腹，移动性浊音阳性。双下肢水肿亦常见。

（三）临床表现

患者多有食欲减退、精神萎靡、消瘦等症状，同时常伴有低热、皮肤巩膜黄染或尿黄、季肋区疼痛。临床上分为肝功能代偿期和失代偿期。

1.肝功能代偿期

症状较轻，缺乏特异性，乏力和食欲缺乏，肝脾轻度大，肝功能检查正常或轻度异常。

2.肝功能失代偿期

（1）肝功能减退临床表现：全身及消化道症状、出血倾向和贫血、内分泌紊乱（如男性女乳、肝掌、蜘蛛痣）等。

（2）门静脉高压症临床表现：脾大、腹腔积液、侧支循环建立和开放（食管胃底静脉曲张、腹壁静脉曲张和痔静脉扩张）。

（3）肝硬化并发症的临床表现：上消化道出血、肝性脑病、感染、肝肾综合征、原发性肝癌、肝肺综合征等。

（四）辅助检查

1.常规检查

肝硬化脾功亢进患者血常规化验可以出现血小板、A 细胞及血红蛋白的降低，血小板减少发生较早，白细胞降低亦在多数肝硬化失代偿期患者中常见。

2.代偿期肝硬化肝功能化验

大多正常或轻度异常失代偿期时多种肝功能化验结果异常，并与肝硬化的严重程度相关。转氨酶可轻度或中度升高，白蛋白下降，白/球比例降低或倒置，胆红素轻或中度升高，凝血时间延长等。不能以转氨酶升高与否来判断肝硬化的严重程度，如白蛋白显著降低，胆红素水平持续升高，则提示患者肝功能储备较低，预后不佳。

3.怀疑肝炎后肝硬化的患者

应进行肝炎标志物的检测，可疑血吸虫病的患者可进行粪便查肝吸虫或血吸虫卵；可疑免疫性肝硬化的患者要进行免疫球蛋白、补体、抗线粒体抗体（AMA）、抗平滑肌抗体（SMA）、抗核抗体（ANA）、ESR 等指标的检查。长期肝硬化（特别是丙型肝炎病毒性肝硬化）要进行甲胎蛋白（AFP）的检测以排除肝脏恶性肿瘤。

4.有腹腔积液的患者

应常规穿刺抽腹腔积液化验腹腔积液常规、腹腔积液瘤细胞，怀疑腹腔积液感染者应进行腹腔积液细菌培养。

5.肝、胆、脾超声、增强 CT 及 MRI 等影像学检查

对肝硬化患者十分必要。基层医院在缺乏 CT 及 MRI 时，可进行超声粗查，由于超声分辨率所限，有时容易造成漏诊，可于病情允许时在上级医院进行 CT 及 MRI 的

检查。CT 可发现肝脏缩小、各肝叶大小比例失调、脾大、腹腔积液形成等。

6.怀疑肝性脑病患者

应进行血氨和脑电图的检查。

7.胃镜或食管点片

可发现患者是否食管静脉曲张。肝穿刺活组织检查及腹腔镜检查有助于发现和诊断早期肝硬化。

根据辅助检查结果，可客观评价肝储备功能。

（五）诊断要点

肝硬化主要诊断依据：①有病毒性肝炎、长期饮酒等有关病史；②有肝功能减退和门静脉高压症的临床表现；③肝质地坚硬有结节感；④肝功能试验有阳性发现；⑤肝活组织检查见假小叶形成。

（六）鉴别诊断

1.与引起肝大的疾病

如慢性肝炎、原发性肝癌、血液病等相鉴别，慢性肝炎患者有长期的转氨酶升高，厌油，腹胀等症状，但没有肝硬化失代偿期出现的白蛋白下降，凝血时间延长，腹腔积液形成，脾大等表现；如患者出现短期内体重下降、右上腹包块，压痛或血性腹腔积液时，应首先考虑肝硬化合并肝癌的发生；与血液系统疾病的鉴别点为血常规出现幼稚细胞及骨穿的结果。

2.与引起腹腔积液的疾病相鉴别

如患者既往有结核病史，此次有低热盗汗等症状则结核性腹膜炎不除外；如老年患者、有肿瘤病史，此次出现消瘦、腹腔积液短期内增长较快则为癌性腹膜炎；患者有胸闷气短、夜间不能平卧，双肺可闻及水泡音则考虑心功能衰竭；肾病综合征所致低蛋白血症也可引起腹腔积液，简单的尿常规及 24h 尿蛋白定量均可快速鉴别。

3.与肝硬化并发症鉴别的疾病

消化性溃疡、胃癌、急性糜烂出血性胃炎等致上消化道出血；低血糖、糖尿病酮症酸中毒、尿毒症、脑血管意外、药物中毒等致昏迷；肝肾综合征应与慢性肾炎和尿毒症鉴别。

消化性溃疡的患者一般既往有溃疡病病史，平素有反酸、胃灼热感等症状，每年会周期性发作，节律性疼痛，出血前一般有腹痛，出血后腹痛可减轻，如不易鉴别时可行胃镜检查。

二、治疗

（一）治疗原则

本病无特效治疗。早期针对病因和加强一般治疗，使病情缓解及延长其代偿期；对失代偿期患者主要是对症治疗、改善肝功能及并发症的治疗。

1.一般治疗

休息、饮食、支持疗法，禁用损害肝脏的药物。

2.药物治疗

（1）肝硬化患者应保证能量及营养支持，日常宜补充多种维生素（以 B 族维生素为主）、复合氨基酸等，肝脏合成功能差，白蛋白较低者，应定期补充白蛋白。慢性消化不良的患者可给消化酶等口服对症治疗。

（2）对于有转氨酶及胆红素升高者，可应用保肝药物进行治疗。如熊去氧胆酸，250mg/次，2 次/d，口服 1～3 个月，可通过减轻胆盐毒性，减少细胞毒 T 所致小叶坏死、抑制免疫球蛋白和细胞因子，有保护肝细胞作用，主要用于原发性胆汁性肝硬化；甘草酸，有抗炎、免疫调节、抗纤维化、保护肝细胞膜作用，宜用于早期肝硬化患者，副作用为水、钠潴留；还原型谷胱甘肽，0.6～1.2g 加入葡萄糖注射液中静脉滴注 2～4 周，通过提供巯基，保护细胞正常代谢及与毒性物质结合而起到解毒作用。

3.腹腔积液的治疗

（1）限制钠、水的摄入。

（2）利尿剂常用螺内酯和呋塞米，两者剂量比例为 100mg：40mg。小量开始，间歇、联合用药。利尿速度不宜过猛，以免诱发肝性脑病和肝肾综合征。

（3）放腹腔积液后输注白蛋白。一次放腹腔积液 2000～3000mL 后静脉输注白蛋白 10～20g。

（4）提高胶体渗透压。定期少量、多次静脉输注鲜血或白蛋白。

（5）腹腔积液超滤浓缩腹腔回输，是治疗难治性腹腔积液的较好办法，克服了静脉回输的不良反应和并发症，感染性腹腔积液禁忌。

（6）介入治疗。经颈静脉肝内门体分流术适用于内科治疗无效的难治性腹腔积液和食管静脉曲张破裂大出血，以降低门静脉压力，创伤小，但易诱发肝性脑病。近年开展的脾部分栓塞术也有降低门静脉压力的作用，并对脾功能亢进有治疗价值。

4.门静脉高压症的手术治疗

主要目的是降低门静脉压力和消除脾功能亢进，有各种分流、断流术和脾切除术等。在无黄疸或腹腔积液、肝功能损害较轻或无并发症者，手术效果较好。

5.肝移植手术

是对晚期肝硬化尤其并发肝肾综合征的最佳治疗，肝功能 Child-pugh 分级 B 级以上手术效果较好。

6.肝硬化

上消化道出血的治疗肝硬化食管胃底静脉曲张破裂出血是消化内科常见的急危重症，也是肝硬化患者死亡的常见病因。首次出血病死率可高达 30%～50%。治疗原则是积极止血、抗休克、治疗原发病。治疗手段有药物治疗、内镜治疗、介入治疗和外科治疗等。需要依据病情、患者的状况、治疗效果和医院条件等选择治疗手段。

（1）抗休克治疗：急性出血者须迅速建立静脉通道，输血、输液、抗休克。可先用等渗盐水或平衡盐溶液静脉内快速输入，或给予右旋糖酐等血浆增容剂。患者血压恢复正常、红细胞比容在 0.3 以上者可不必输血。如需要输血则最好输注新鲜血。

（2）药物止血治疗：生长抑素为治疗首选，该类药物具有选择性减少内脏血流量、降低门脉压力及减少侧支循环血流量的作用，对全身血流动力学无影响。但价格较贵。

如无生长抑素类药物，垂体后叶素也可用于止血，但该药对全身血流动力学影响大，有引起心肌缺血的危险，可同时在静脉输液中加入冠脉扩血管药如硝酸甘油，以减少其不良反应。其他可应用的止血药还有巴曲酶、酚磺乙胺（止血敏）、维生素 K_1 等。抑酸药如质子泵抑制药及 H2 受体拮抗药也可同时应用，提高胃内 pH，以利于止血。

（3）三腔二囊管压迫止血：三腔二囊管压迫可直接压迫出血静脉迅速止血，适宜药物不能控制出血时作为暂时止血措施。使用前要注意检查气囊有无漏气、管道是否通畅。抽净气囊内气体，管壁涂液体石蜡后鼻腔插入达 65cm 处，抽出胃液表示管端已达胃体，可注入 250～300mL 空气，向外牵拉有阻力感，加压固定。每隔 12h 应解除牵拉，出血停止后放气观察 24h 后拔管（拔管前将气体抽净，服 20mL 豆油）。

（二）快速处理

肝硬化患者如无并发症时，一般状态比较好，无须特殊处理。如有上消化道出血，则应快速建立静脉通道，抽血化验明确出血量大小，给止血、降低门脉压治疗。如出血量大，则应快速补充给血容量、输血及维持生命体征等药物，如升压药等。

三、转院要求

（一）病情要求

如确诊为肝硬化的患者，如无严重并发症，可于当地进行对症治疗，下述患者可转至上一级医院进行治疗：①诊断不清者；②出现并发症如肝性脑病、上消化道大出血、严重感染、肝肾综合征等，当地无法治疗者；③肝硬化肝功能失代偿期患者肝功急剧恶化，黄疸加重，凝血酶原时间明显延长，周身衰竭状态。

（二）途中要求

肝硬化患者合并上消化道大出血时，在活动出血期不宜搬动，如确实需要转院，需要有专业人员随同，准备好氧气、升压药、维持静脉通道、必要时携带血液及低分子右旋糖酐等。

四、诊疗体会

（一）诊断方面

晚期肝硬化的诊断并不难，但是早期诊断比较困难，往往患者发生了消化道出血等并发症之后方才就诊。有慢性肝炎病毒感染的患者，应鼓励其长期门诊随访，定期复查肝功能及肝脏彩超，以期达到早诊断、早治疗的目的。对长期大量饮酒的患者，也要警惕肝硬化的发生。肝脏彩超是比较简单的筛查方法，但基层医院由于种种原因阳性率并不高，如彩超发现异常可行 CT 检查确诊。

（二）治疗方面

肝硬化的治疗应该是综合性的。首先应针对病因进行治疗，如酒精性肝硬化必须戒酒；代偿期乙型及丙型肝炎后肝硬化患者要抗病毒治疗。晚期则只能针对并发症进行治疗，晚期患者治疗及预后较差，如经济条件许可，宜尽早进行肝脏移植治疗。如无条件进行移植，宜根据个体条件进行脾切除或脾栓塞。

五、预后及患者教育

肝硬化在我国比较多发，其根本治疗措施为肝移植，但许多患者因种种原因无法行移植手术。肝硬化患者病情呈缓慢进展，治疗效果差，主要是针对并发症进行治疗。肝硬化患者宜定期门诊进行复查肝功能、肝彩超、AFP 监测等。肝硬化患者的预后情况取决于患者的营养状况、有无腹腔积液、有无肝性脑病、血清胆红素和白蛋白水平及凝血酶原时间，还与病因、年龄和性别有关。一般说来，病毒性肝炎引起的肝硬化预后较差；年龄大者，男性预后较差。Child-Pugh 分级在 C 级的患者预后较差。如出现肝肾综合征、肝性脑病、合并消化道大出血、严重感染等则病情危重，预后极差。

第五节　肝性脑病

肝性脑病是在严重肝病基础上的、以代谢紊乱为基础的中枢神经系统功能失调综合征，以行为、精神异常、意识障碍、昏迷为主要特征。发病机制尚不完全清楚，可能与血－脑脊液屏障受损、肠道毒性物质直接进入体循环、中枢神经系统神经递质改变等有关。

门体分流性脑病强调门静脉高压、肝门静脉与腔静脉间有侧支循环存在，从而使大量门静脉血绕过肝流入体循环，是脑病发生的主要机制。亚临床或隐性肝性脑病指无明显临床表现和生化异常，仅能用精细的心理智能试验和（或）电生理检测才可作出诊断的肝病脑病。

肝性脑病为肝硬化的常见并发症，发病率为 10%～70%。

肝性脑病的诱因很多，常见的有上消化道出血、大量排钾利尿、放腹腔积液、高蛋白饮食、催眠镇静药、麻醉药、便秘、尿毒症、外科手术、感染等。

一、诊断

（一）病史

肝性脑病的前提是有严重的肝病基础，患者应有肝硬化病史或急性肝功能衰竭的病史。既往有肝硬化病史的患者，除肝病表现外，如出现性格和行为异常、意识不清、昏迷、昏睡等，应高度可疑肝性脑病。

对于疑诊肝性脑病的患者，应详细询问患者近期病史，以寻找诱因、去除诱因为肝硬化患者肝性脑病治疗中首选。通常高蛋白饮食、大量利尿为常见诱因。

如病史中无肝病疾病史，而有糖尿病、尿毒症等病史，则有助于疾病的鉴别诊断。

（二）查体

患者首先可具备肝硬化的基本体征，如肝病面容、肝掌、蜘蛛痣等。肝性脑病典型体征为扑翼样震颤（嘱患者两臂平伸，肘关节固定，手掌向背侧伸展，手指分开时，可见到手向外侧偏斜，掌指关节、腕关节、肘与肩关节急促而不规则地扑击样抖动），患者在昏迷前期还可有明显的神经体征，如腱反射亢进、肌张力升高、踝阵挛等。

（三）辅助检查

1.实验室常规检查

可评价肝功能、了解病变程度。肝性脑病患者应进行血常规、尿常规、便常规、肝功能、肾功能、离子、血糖、凝血三项等常规检查。血氨检测有一定的参考价值，但不是诊断所必需，不是所有的肝性脑病患者血氨均升高慢性肝性脑病多伴有血氨的升高，急性者多正常。

2.心理测试

方法有很多种，须由受过训练的持证专业人员操作，临床应用受到限制。

3.电生理测定

脑电图可表现为节律变慢，呈 θ 波或三相波，每秒 4～7 次，昏迷时表现为高波幅的 S 波。

（四）诊断要点

肝性脑病主要诊断依据：①严重肝病（或）广泛门体侧支循环。②精神紊乱如性格改变、行为异常、睡眠障碍、计算力、理解力、定向力减退，昏睡或昏迷。③肝性脑病的诱因如上消化道出血、大量放腹腔积液、大量排钾利尿、高蛋白饮食、催眠镇静药、便秘、外科手术、感染、尿毒症等。④明显肝功能损害或血氨增高。扑翼样震颤和典型的脑电图改变有重要参考价值。对肝硬化患者进行数字连接试验和心理智能测验可发现轻微肝性脑病。

根据意识障碍程度、神经系统表现和脑电图改变，将肝性脑病自轻微的精神改变到深昏迷分为四期。

一期（前驱期）：轻度性格和行为失常。如欣快激动或淡漠少言，衣冠不整或随地便溺。应答尚准确，但吐词不清且较缓慢。可有扑翼样震颤。

二期（昏迷前期）：以意识错乱、睡眠障碍、行为失常为主。前一期的症状加重。定向力和理解力均减退。此期患者有明显的神经体征。

三期（昏睡期）：以昏睡和精神错乱为主，各种神经体征持续或加重，部分时间患者呈昏睡状态，但可以唤醒。

四期（昏迷期）：意识完全丧失，不能唤醒。

以上各期限的分界不清，前后期临床表现可有重叠。

（五）鉴别诊断

1.与糖尿病酮症酸中毒所致昏迷相鉴别

既往有糖尿病病史，此次化验可见血糖升高，尿常规示酮体阳性。

2.与脑血管意外相鉴别

脑血管意外起病较急，可出现肢体活动障碍及神经定位体征，可行头CT以鉴别。

3.与镇静药过量相鉴别

无肝病病史，有服药史，可轻易鉴别。若患者服药史不清，可进一步追问肝病病史，检查肝脾大小、肝功能、血氨、脑电图等。

二、治疗

（一）药物治疗

1.去除诱因、调整饮食结构，根据病情限制蛋白或禁蛋白饮食，以糖为主、慎用镇静药（有兴奋躁动者可试用异丙嗪、氯苯那敏等抗组胺药）。

2.纠正电解质和酸碱平衡紊乱。

3.积极治疗上消化道出血并清除肠道积血进行床头洗肠，并用5%稀醋酸液100mL保留灌肠。

4.减少肠道氨的生成和吸收，口服乳果糖和抗生素。

5.促进体内氨代谢，门冬氨酸鸟氨酸（雅博司）20～40mL加入250～500mL溶液中，1次/d，静脉滴注；精氨酸20g加入250mL溶液中，1次/d，静脉滴注，注意防止酸中毒。

6.GABA/BZ复合受体拮抗药氟马西平，目前尚有争议。

7.减少或拮抗假神经递质六合氨基酸250mL，1次/d，静脉滴注。

8.其他治疗如人工肝、肝移植等。

9.对症治疗，保护脑细胞功能、保持呼吸道通畅、预防脑水肿等。

（二）快速处理

对于可疑肝性脑病患者，应快速进行肝功能、肾功能、血常规、凝血三项、血糖、离子、肝胆脾彩超等检查，有诱因者积极去除诱因为第一要务。有感染及消化道出血等并发症者，应首先控制感染及消化道出血，避免快速和大量的排钾利尿和放腹腔积液，并注意纠正水、电解质和酸碱平衡失调。

三、转院要求

（一）病情要求

肝性脑病患者如生命体征平稳而当地确实缺乏治疗措施可给予转院，如出现血压下降、休克、深昏迷时，应在原地治疗，待症状好转后给予转至上级医院治疗。

（二）途中要求

准备好抢救药品及措施、维持静脉通道、专业人员陪同。

四、诊疗体会

（一）诊断方面

肝性脑病为肝硬化严重并发症，有肝病病史的患者一旦出现神志方面改变，一定要注意肝性脑病的发生。如患者没有严重肝病史，则可以进行肝彩超筛查，如肝脏彩超与肝功能未见异常，则应积极寻找其他方面病因，避免误诊。肝硬化患者经常口服利尿药治疗，长期大量口服利尿药容易造成电解质紊乱，诱发肝性脑病，所以，对肝病患者进行健康宣教较有意义。

（二）治疗方面

上消化道出血是肝硬化较常见并发症，大量出血后，肠道积血不给予清除亦是肝性脑病的常见原因之一，所以，临床上遇到肝硬化上消化道出血的患者，应在早期进行弱酸性液体洗肠等措施，预防肝性脑病的发生。针对诱因进行肝性脑病的治疗是最及时有效的。所以，在治疗上，首先要弄清楚此次发病的诱因，对症施治。

五、预后及患者教育

肝硬化病程长，预后差，患者经常不经复诊直接口服药物治疗，而肝硬化的患者由于长期应用排钾利尿药，是造成肝性脑病的主要诱因，应加强在这方面的宣传及教育；对于肝功储备差的患者，应注意避免高蛋白饮食。

第六节　急性胰腺炎

急性胰腺炎是多种病因导致胰酶在胰腺内被激活后引起胰腺组织自身消化、水肿、出血甚至坏死的炎症反应。临床以急性上腹痛、恶心、呕吐、发热和血胰酶增高等征象为特点。病理分为急性水肿型和急性坏死型两型。病变程度轻重不等，轻者以胰腺水肿为主，临床多见，常呈自限性，预后良好，称为轻症急性胰腺炎。少数重者胰腺出血坏死，常继发感染、腹膜炎、休克，甚至多器官功能障碍等多种并发症，病死率高，称为重症急性胰腺炎。

一、诊断

（一）诊断要点

1.病因

常见为胆道疾病、大量饮酒和暴饮暴食，其他病因有高脂血症、高钙血症、药物（如噻嗪类利尿药、糖皮质激素和磺胺类等）、ERCP 术后等。如患者有暴饮暴食、胆道结石等病史，突然出现上腹痛、恶心、呕吐时，应注意急性胰腺炎的发生，可马上检测血尿淀粉酶、血常规、肝胆脾胰彩超以除外本病。

2.临床表现

（1）症状：突然起病，中上腹持续性剧痛、向腰背部呈带状放射，进食后加重，伴恶心、呕吐、腹胀、发热及水、电解质酸碱失衡和代谢紊乱，重症可出现休克。

（2）体征：轻症可出现上腹或左上腹压痛，重症可出现腹膜炎体征，移动性浊音阳性、Grey-Turner 征和 Cullen 征，手足搐搦等。

（3）局部并发症：重症胰腺炎常在起病后 2～3 周形成胰腺脓肿，临床出现高热、腹痛、上腹肿块和中毒症状，起病后 3～4 周形成假性囊肿，囊肿破裂可致胰源性腹腔积液。

（4）全身并发症：重症胰腺炎可出现多器官功能衰竭如 ARDS 及急性肾衰竭、心力衰竭、胰性脑病、消化道出血、慢性胰腺炎、DIC 等。

3.实验室检查

（1）血常规检查多有白细胞增多。

（2）血、尿淀粉酶检查两者升高和持续的时间不同。血清淀粉酶超过正常值 3 倍可确诊本病。但淀粉酶的高低不一定反映病情轻重，重症胰腺炎淀粉酶可正常或低于正常。

（3）CRP 及血胆红素、血钙、血糖、血白蛋白、腹腔积液淀粉酶检测。

（4）累及其他脏器时应做的相关检查如胸片、肾功能、DIC 指标等。

4.胰腺增强 CT

是诊断胰腺坏死的最佳方法，对鉴别轻、重症胰腺炎有重要价值。

（二）诊断依据

1.轻症胰腺炎

持续性上腹剧痛、恶心、呕吐、轻度发热、上腹部压痛，无腹肌紧张，血清淀粉酶和（或）尿淀粉酶显著升高，排除其他急腹症可确诊。

2.重症胰腺炎

除具有轻症胰腺炎的诊断标准，且具有局部和全身并发症的临床表现，临床出现休克、腹膜炎刺激征、血钙降低、血糖显著升高、血白蛋白下降、腹腔积液淀粉酶活性高等亦支持重症胰腺炎的诊断，胰腺增强 CT 是鉴别轻、重症胰腺炎的最佳影像学检查。

（三）鉴别诊断

1.消化性溃疡

急性穿孔有长期溃疡病史，通常突然发病，腹痛剧烈可迅速波及全腹，腹肌板样强直，肝浊音界消失，X线透视膈下可见游离气体，血清淀粉酶轻度升高。

2.胆石症和急性胆囊炎

胆道疾患常有胆绞痛发作史，疼痛多在右上腹，常向右肩、背放散，Murphy征阳性，且血尿淀粉酶正常或轻度升高。但须注意胆道疾病与胰腺炎呈因果关系而并存。

3.急性肠梗阻

特别是高位绞窄性肠梗阻，可有剧烈腹痛、呕吐与休克现象，但其腹痛为阵发性绞痛，早期可伴有高亢的肠鸣音，或大便不通。X线显示气液平面，且血清淀粉酶正常或轻度升高。

4.急性心肌梗死

可突然发生上腹部疼痛，伴恶心、呕吐、但血淀粉酶多不升高，并有典型的心电图及心肌酶谱改变。

5.其他

肠系膜血管栓塞、异位妊娠破裂、急性胃肠炎等。

二、治疗

（一）治疗原则

轻症胰腺炎：抑制胰液分泌+支持疗法3～5d好转。

重症胰腺炎：综合性措施+积极抢救。

1.内科治疗

（1）监护（生命指征、尿量、症状及体征的变化，生化及影像学动态观察）。

（2）维持水、电解质平衡、补足血容量、抗休克治疗。

（3）解痉镇痛用654-2山莨菪碱、哌替啶，禁用吗啡。

（4）早期营养支持疗法。全胃肠外营养（TPN）或肠内营养（EN），后者可请内镜中心协助放置胃肠营养管。

（5）抑制胰腺分泌、降低胰管内压、减少胰液外渗。

禁食水、胃肠减压：轻症患者一般禁食水2～3d，重症可胃肠减压。当腹痛、腹部压痛消失，血、尿淀粉酶降至正常后开始进流食，如临床表现和化验指标无变化再过渡至正常饮食。

抑酸治疗：H2受体拮抗药或质子泵抑制剂（常用法莫替丁或奥美拉唑）。

生长抑素：醋酸奥曲肽注射液或注射用生长抑素，后者疗效更佳。用法参见上消化道出血，对重症胰腺炎应尽早使用，一般3～7d。

抗生素：对轻症胰腺炎早期给予抗生素，可防止继发感染，缩短病程，减少并发症。重症及胆源性胰腺炎则必须应用广谱抗生素并加大剂量。常用喹诺酮类、亚胺培南、三代头孢类及甲硝唑类等。

胰蛋白酶抑制药：仅适用于重症胰腺炎的早期。乌司他丁：20万U加入生理盐水250mL中静脉滴注，1～2次/d，有报告每日最大用量60～90U，此药还有抑制炎症介质和稳定溶酶体膜的作用；抑肽酶：试敏阴性后，将278U加入500mL生理盐水中，以40mL/h的速度，24h维持静脉滴注，目前已不常用。

并发症治疗：必要时进行血液透析、呼吸机辅助通气等治疗。

2.内镜下肝胰壶腹括约肌切开术（EST）

用于胆源性胰腺炎，胆道紧急减压、引流和去除胆石梗阻，适用于老年人不宜手术者。

3.外科治疗

急性胰腺炎内科治疗无效并出现以下情况者可考虑手术治疗。

（1）诊断不能肯定，且不能排除其他急腹症者。

（2）伴有胆道梗阻，需要手术解除梗阻者；腹膜炎经腹膜透析或抗生素治疗无好转者。

（3）并发胰腺脓肿或胰腺假性囊肿者。

（4）出血坏死型胰腺炎经内科治疗无效者。

（二）快速处理

对临床上出现急性上腹痛伴发热、恶心、呕吐、腹胀的患者，应立即查血尿淀粉酶、血常规、肝胆脾胰彩超以除外本病。如为胆源性胰腺炎则需要应用抗生素治疗，如不合并胆系感染，可给禁食水、抑酸、补液治疗，生长抑素可降低胰液分泌，为临床首选药物之一。

三、转院要求

（一）病情要求

重症胰腺炎伴全身多器官功能衰竭表现，诊断和抢救措施见前述，应内科和外科联合治疗，尤其是涉及多系统功能衰竭时，应在 ICU 进行系统治疗。当地不能处理时，可待生命体征平稳时转院治疗。

（二）途中要求

如重症胰腺炎伴多系统功能衰竭的患者，转院存在一定风险性，应准备好各项急救措施，由专业人员陪同前往。

四、诊疗体会

（一）诊断方面

典型急性胰腺炎诊断并不困难，血尿淀粉酶简单易行，宜首选进行筛查，对于血尿淀粉酶升高但达不到诊断标准的患者，应注意是否合并胃炎、胆道疾病等，避免误诊。CT 是诊断胰腺炎必备的检查，可以判断胰腺炎症的严重程度，单纯根据血尿淀粉酶值判断胰腺炎严重程度是不准确的。有一部分胰腺癌患者临床症状不明显、血尿淀粉酶轻度升高，如常规治疗无效，此时进行胰腺增强 CT 可见胰腺占位病变。

（二）治疗方面

轻症胰腺炎如治疗及时预后较好，但应嘱患者出院后短期内尽量避免进食多油食物，以免胰腺炎反复发作，转归为慢性胰腺炎。有胆道系统疾病的患者应择期行手术治疗。长期饮酒的患者应戒酒。重症胰腺炎患者因禁食水时间较长，应进行肠内营养以促进胃肠功能的恢复，而一旦发生肠功能衰竭，预后不佳。

五、预后及患者教育

急性胰腺炎及时治疗后预后较好，但要对患者进行教育，避免暴饮暴食、戒酒、去除胆道系统疾病才是根本预防的方法。

第七节 结核性腹膜炎

结核性腹膜炎是由结核杆菌引起的慢性弥漫性腹膜感染。可见于任何年龄，以青壮年、女性为多见。可由输卵管结核、肠结核、肠系膜淋巴结干酪坏死灶破溃、胸膜结核、脊柱结核直接蔓延，也可由血行播散引起。病理分型分为干酪型、渗出型、粘连型。

一、诊断

（一）病史

既往常有结核病史。多数患者出现全身结核中毒症状，低热、盗汗、食欲减退、消瘦等。其他还可见营养不良、贫血、舌炎、口炎等。多半有腹痛，性质为隐痛或钝痛、阵发绞痛、剧痛，干酪型可出现压痛。肠道积气或腹腔积液增多时常有腹胀。

（二）查体

腹部外形常为尖形，腹膜轻度刺激或慢性炎症引起的腹壁揉面感，偶可扪及腹部肿块，大小不一，边界不清，表面不平，不易推动。腹腔积液多为少到中量。有些患者可有腹泻。

（三）辅助检查

（1）实验室常规检查：血常规、肝功能、肝炎标志物、凝血三项、ESR 及肾功能、离子、粪便查抗酸杆菌。患者多数有轻中度贫血，白细胞一般正常。红细胞沉降率增快，增快的程度常与结核病变的活动性相平行。

（2）腹腔积液常规：腹腔积液为草黄色渗出液，静置后自然凝固，少数呈浑浊或血性，比重一般超过 1.018，蛋白含量在 30g/L 以上，白细胞计数超出 500×10^6/L，淋巴细胞为主。腹腔积液一般细菌培养的阳性率也低，腹腔积液动物接种约有半数可获阳性。同时应查瘤细胞、腹腔积液培养。

（3）结核标记物的检测：结核菌素试验多采取 PPD 试验，在部分患者为阳性，但 PPD 阴性者不能除外结核灶的存在。

（4）X 线检查：腹部平片有时可见钙化淋巴结或梗阻、肠腔外肿块等征象。

（5）腹腔镜检查：对诊断困难的腹腔积液型病例，在确认无广泛腹膜粘连时可做腹腔镜检查，检查前应尽可能抽出腹腔积液。典型病变腹膜及腹腔内脏表面可直接窥见腹膜充血、水肿、增厚，黄白色粟粒性结核结节。

（6）腹部超声、增强 CT 及 MRI 等影像学检查。

（7）腹膜活检：如患者腹膜彩超见腹膜增厚，可经 B 超引导下腹膜穿刺活检取病理确诊。但基层医院因条件所限难于进行。

（四）诊断要点

（1）青壮年，有结核史，伴其他器官结核。

（2）发热原因不明 2 周以上，伴腹胀、腹痛、腹腔积液，腹壁柔韧感或肿块。

（3）腹腔积液渗出液，一般细菌培养阴性，腹腔积液常规以淋巴细胞为主，细胞学检查未找到癌细胞。

（4）钡剂发现肠粘连等征象，腹平片有钙化。

（5）结核菌素试验强阳性。

（6）腹膜穿刺活检或腹腔镜下活检可确诊。

（五）鉴别诊断

1.与有腹腔积液的疾病鉴别

肝硬化失代偿期，患者有肝功能异常、门脉高压、脾功能亢进、肝病面容及蜘蛛痣等表现。腹腔积液为漏出液。典型病例不难鉴别，但须注意肝硬化腹腔积液的患者有时可合并结核性腹膜炎；癌性腹腔积液多为血性腹腔积液，反复腹腔积液检查可找到瘤细胞；其他缩窄性心包炎、肝静脉阻塞综合征均可产生腹腔积液，但两者均有相应的心包和肝脏体征，腹腔积液顽固难消。

2.与发热为主要表现的疾病鉴别

结核性腹膜炎有稽留热时须与伤寒鉴别。伤寒常有表情淡漠、相对缓脉、血清肥达反应及血培养阳性。

3.与腹痛为主要症状的疾病鉴别

应注意与克罗恩病、慢性胆囊炎、慢性阑尾炎、消化性溃疡、异位妊娠等疾病鉴别。合并有肠梗阻、穿孔及腹膜炎时，应与其他原因引起的急腹症鉴别。

4.与腹块为主要体征的疾病鉴别

本病有时与卵巢囊肿、结肠癌、卵巢癌等恶性肿瘤相混淆，应注意鉴别。

二、治疗

1.一般治疗有休息、饮食、支持疗法等。

2.抗结核药物治疗

（1）初治患者那疗程划分如下。

6个月疗程：2个月链霉素+异烟肼+利福平+吡嗪酰胺强化期/4个月异烟肼+利福平巩固期。

2个月乙胺丁醇+异烟肼+利福平+吡嗪酰胺强化期/4个月异烟肼+利福平巩固期。

2个月异烟肼+利福平+吡嗪酰胺强化期/4个月异烟肼+利福平巩固期。

2个月异烟肼+利福平+吡嗪酰胺强化期/4个月异烟肼（每周服药3次）+利福平（每

周服药 2 次）巩固期。

2 个月异烟肼+利福平+吡嗪酰胺强化期/4 个月异烟肼（每周服药 3 次)+利福平（每周服药 3 次）巩固期。

8 个月疗程：2 个月链霉素+异烟肼+利福平+吡嗪酰胺强化期/6 个月异烟肼+氨硫脲巩固期。

9 个月疗程：9 个月口服异烟肼+利福平。

12 个月疗程：2 个月链霉素+异烟肼+乙胺丁醇强化期/10 个月异烟肼+乙胺丁醇巩固期。

（2）初治失败的患者。更改方案，疗程至少 1 年，采用每日给药的方案，用以前未用过或用药时间很短的并且与过去用药无交叉耐药的 3 种药物联合应用，待病情控制后，至少用 1 种药物完成全疗程。

（3）对渗出型或结核中毒症状严重的患者。在积极抗结核治疗的同时，应用肾上腺皮质激素如泼尼松口服连续 2～3 周，以减轻纤维化、肠粘连和肠梗阻的发生，促进腹腔积液消减。

（4）局部用药。理疗和局部应用激素及抗结核药。

（5）放腹腔积液。大量腹腔积液可放腹腔积液治疗。

（6）手术治疗。有外科手术指征者手术治疗。

三、转院要求

（一）病情要求

结核性腹膜炎出现并发症：腹部和全身症状严重，出现结核中毒征象，出现急性肠梗阻或肠穿孔或腹腔脓肿等，可转至上级医院治疗。

患者诊断不清，当地不能行腹腔积液检查、腹腔镜检查以及腹膜活检检查的，可转至上级医院进一步检查治疗。

（二）途中要求

结核患者一般状态较好，重症患者需要专业人士陪同。

四、诊疗体会

（一）诊断方面

结核性腹膜炎的诊断比较困难，尤其是病史不典型者，有时可延误数月不等。高度怀疑该病时，应该反复进行腹腔积液的检查，排除腹膜原发或继发的恶性肿瘤，必要时进行腹膜活检。实验性抗结核治疗也是常用的鉴别诊断方法之一，一般为 2～3 周。如果无效要继续检查，避免长期实验，减少抗结核药的不良反应（肝损伤）。

（二）治疗方面

结核性腹膜炎一经诊断明确，应到当地结核病院进行系统治疗及随访，结核治疗应规范、足量、足疗程，避免细菌耐药及结核复发。

五、预后及患者教育

结核病治疗应长期、足量、足疗程，许多患者年轻时患结核病并没有规律治疗，造成结核复发，结核患者体质较弱，应注意加强营养，合理饮食。

第八节　溃疡性结肠炎

溃疡性结肠炎是一种病因不明的直肠和结肠慢性非特异性炎症性肠病。病变主要累及直肠、乙状结肠，也可遍及整个结肠。主要临床表现为腹痛、腹泻、脓血便或黏液血便和里急后重。病情轻重不等，多有活动期与缓解期交替反复发作的慢性经过，病程可迁延数年至十余年。本病可发生于任何年龄，以 20～40 岁为多见。男女发病率无明显差别。目前认为本病是由多因素相互作用所致，主要包括环境、遗传、感染和免疫因素等。

一、诊断

起病多数缓慢，少数急性起病。病程呈慢性经过，数年至十余年，常有反复发作或持续加重，偶有急性暴发起病。

（一）病史

询问有无精神刺激、气候变化、过度劳累、饮食失调和继发感染等诱因及其他自身免疫性疾病，并详细询问有无下列症状。

1.消化道症状

（1）腹泻：腹泻为主要的症状，常反复发作或持续不愈，轻者 2～4 次/d，重者 20～30 次/d，粪便性状个体差异极大，软便，糊状便或黏液便，但黏液脓血便多见，轻者血混在便中，附于表面，重者鲜血下流，以至休克，常见晨间泻及餐后泻。

（2）腹痛：腹泻严重者多伴腹痛，由疼痛—便意—便后缓解的规律。疼痛以胀痛绞痛为主，较为固定，多局限在左下腹或左腰腹部，多呈阵痛，持续隐痛者也不少见，常有里急后重。轻型可无腹痛。

（3）消化不良：为非特异性症状，主要有厌食、腹部饱胀感、恶心、呕吐、嗳气等。

2.肠外表现

肠外表现包括外周关节炎、坏疽性脓皮病、虹膜炎、前葡萄膜炎、口腔复发性溃疡、结节性红斑、慢性活动性肝炎等。多见于急性期患者，随病情控制而缓解。

3.全身表现

常有低度至中度发热，高热多提示并发症或见于急性暴发型。亦可出现衰弱、消瘦、贫血、低蛋白血症等表现。多见于急性期重型。

（二）查体

1.腹部压痛

左下腹固定压痛多见，左腰腹次之，严重者沿结肠走行部位多处压痛，常伴肠鸣音亢进。

2.腹部包块

左下腹可触及腊肠样或硬管状条索包块，系结肠痉挛或肠壁变厚之故。

3.重型和暴发型患者

常有腹部明显压痛和鼓胀，若出现腹膜刺激征、肠鸣音减弱应注意中毒性巨结肠、肠穿孔等并发症。

4.其他重型患者

体温超过 38℃，心率＞100 次/min，贫血面容。

（三）辅助检查

1.常规检查

（1）粪便检查常有血、脓、黏液。粪便病原学检查阴性。

（2）血白细胞计数在活动期增高，重型患者可有血红蛋白下降和人血白蛋白下降；红细胞沉降率和 C-反应蛋白增高是活动期的标志。

2.X 线检查

早期见肠黏膜紊乱，结肠袋加深，肠壁痉挛，溃疡所引起小刺状或锯齿形阴影。晚期可见结肠袋消失，肠壁呈管状，肠腔狭窄、缩短及息肉所致的充盈缺损。

3.内镜检查

活动期可见肠黏膜呈细颗粒状，弥漫性充血、水肿，质脆易出血，可附有脓性分泌物，可见到弥漫性糜烂及多发性浅溃疡；晚期见肠壁增厚，肠腔狭窄，假息肉形成，甚至癌变。黏膜活检为非特异性炎性病变，弥漫性炎症细胞浸润，表面糜烂、溃疡和隐窝脓肿。

（四）诊断要点

具有持续性或反复发作腹泻、黏液脓血便、腹痛、里急后重伴或不伴全身表现和肠外表现者；排除慢性细菌性痢疾、阿米巴肠炎、血吸虫病、肠结核、克罗恩病、大肠癌、缺血性结肠炎、放射性肠炎等；具有结肠镜检查重要改变及黏膜活检组织学所见或 X 线征象。

一个完整的诊断应包括临床类型、病情严重程度、病情分期、病变范围及并发症。

1.临床类型

①初发型：指首次发作；②慢性复发型：临床上最多见，发作期与缓解期交替；③慢性持续型：症状持续，间以急性发作；④急性暴发型：少见，急性起病，病情严重，全身症状明显，可出现并发症。

2.病情严重程度

①轻型：腹泻每日4次以下，便血轻或无，无全身症状；②重型腹泻：频繁并有明显黏液脓血便，有全身症状；③中型：介于轻型与重型之间。

3.病情分期

活动期和缓解期。

4.病变范围

根据受累结肠的病变范围可分为直肠炎、直肠乙状结肠炎、左半结肠炎和全结肠炎。

5.并发症

（1）中毒性巨结肠：多发生在暴发型或重症患者。病变广泛而严重，引起急性结肠扩张，以横结肠为重。常见诱因有低钾、钡剂灌肠、使用抗胆碱能药物或阿片类制剂等。

临床表现为病情急剧恶化，毒血症明显，有鼓肠、腹部压痛和肠鸣音消失。X线腹部平片见结肠扩大，结肠袋消失。本并发症预后极差，易引起急性肠穿孔。

（2）直肠结肠癌变：多见于广泛性结肠炎或病程漫长者。癌变率7.2%～16.5%。

（3）其他：肠大出血、肠穿孔少见。

（五）鉴别诊断

1.慢性细菌性痢疾

常有急性菌痢病史，粪便痢疾杆菌培养阳性，抗生素治疗有效。

2.阿米巴肠炎病变

主要侵犯右侧结肠，结肠溃疡较深，溃疡间黏膜多正常，粪便检查可找到阿米巴滋养体或包囊，抗阿米巴治疗有效。

3.血吸虫病

有疫水接触史，肝脾大，粪便及活检组织病理检查可发现血吸虫卵。

4.克罗恩病

须从临床表现、结肠镜及活组织和 X 线检查等多方面进行鉴别。腹泻一般无肉眼血便，结肠镜检查病变主要在回肠末段和邻近结肠，且呈非连续性（节段性）、非弥漫性分布，见纵行溃疡，周围黏膜正常或增生呈鹅卵石样，肠腔狭窄。病理可在黏膜固有层见非干酪坏死性肉芽肿或大量淋巴细胞聚集，此病可累及全胃肠道。

5.大肠癌

多见于中年以后，结肠镜及病理有助于明确诊断。

6.肠易激综合征

粪便有黏液无脓血，结肠镜检查无器质性病变。

7.其他

感染性肠炎如肠结核、真菌性肠炎等和缺血性结肠炎、放射性肠炎、过敏性紫癜、贝赫切特病等。

二、治疗

（一）药物治疗

溃疡性结肠炎为一病程经历甚为悬殊而又无特异治疗的疾病。在发作期间，主要采取对症治疗、纠正营养缺乏、恢复血容量、纠正贫血、控制并发症等处理。缓解期治疗则力争保持缓解状态，减少发作次数，减轻发作程度和缩短发作期限。

当溃疡性结肠炎为暴发型、危重病症以及伴有较为严重的并发症时，宜采用西药以及激素治疗；初起病情较轻或疾病较平稳恢复期，可采用中医辨证治疗，可口服或直肠给药。

1.氨基水杨酸制剂

适用于溃疡性结肠炎轻、中型及病变局限于结肠的克罗恩病。柳氮磺吡啶（SASP，1g/次，4 次/d）餐后口服，3～4 周后病情缓解可减量再使用 3～4 周；然后改为维持量（1g/次，2 次/d），1～2 年，不良反应为胃肠道反应和过敏。而美沙拉嗪（艾迪沙、颇得斯安）、奥沙拉嗪、巴柳氮等 5-氨基水杨酸（5-ASA）制剂，用法及疗程与 SASP 基本相同，不良反应明显减少，但价格昂贵。

2.糖皮质激素

适用于对氨基水杨酸制剂疗效不佳的轻、中型患者，更适用于溃疡性结肠炎重型活动期及急性暴发型患者。一般口服泼尼松 40mg/d，重症静脉滴注氢化可的松 200～300mg/d 或地塞米松 10mg/d，7～14d 后改为口服泼尼松 60mg/d。病情缓解后逐渐减量至停药。注意减药速度不要太快，减量期间加用氨基水杨酸制剂逐渐接替激素治疗。

3.免疫抑制药

硫唑嘌呤或巯嘌呤可试用于对激素治疗效果不佳或对激素依赖的慢性持续型的溃疡性结肠炎患者。用量为硫唑嘌呤 2mg/（kg/d）或硫嘌呤 1.5mg/（kg/d），显效时间为 3～6 个月，维持用药 1～2 年。主要不良反应是骨髓抑制。

4.病变局限直肠、乙状结肠者

可用地塞米松 5mg，十六角蒙脱石 3～6g，整肠生 0.5g，庆大霉素 8 万 U，5-ASA 灌肠剂或中药等进行配伍加 50～100mL 生理盐水保留灌肠，1 次/d，病情好转后改为每周 2～3 次，疗程为 1～3 个月。病变广泛者，亦可在结肠治疗后用上述药物保留灌肠，药液可增加至 100～200mL。

5.对症治疗

止痛、止泻要慎重，尤其在重症患者有诱发中毒性巨结肠的危险；抗生素对一般病例无指征，对重症有继发感染者，应积极抗菌治疗，静脉给予广谱抗生素，如头孢三代和喹诺酮类、合用抗厌氧菌药物如甲硝唑。精神神经过度紧张者可适当服用镇静药，如氯氮䓬、地西泮等。急性发作期只给无渣半流质食物。严重发作者，头几天宜禁食，静脉内供给营养，使肠道得以休息。

6.手术治疗

适用于肠穿孔，大量反复严重出血，急性结肠扩张，肠腔狭窄并发肠梗阻，多发性息肉形成或有恶变者。

（二）快速处理

合并中毒性巨结肠患者，应立即禁食、胃肠减压、低压洗肠、加强静脉营养、应用有效抗生素等积极内科治疗，密切观察病情变化，通过 X 线腹部平片以了解结肠的扩张情况是加重还是好转。如果患者情况无好转或怀疑有穿孔时，应即行手术治疗。

三、转院要求

（一）病情要求

溃疡性结肠炎诊断不十分明确或久治不愈，或出现中毒性巨结肠或肠大出血等严重并发症或为急性暴发型，应立即转往上级医院进一步诊治。

（二）途中要求

溃疡性结肠炎出现严重并发症或为急性暴发型，必须在医护人员陪护下转院，严密监测生命体征，备足急救药品、止血药物、给氧设备等。

四、诊疗体会

（一）诊断方面

尤其注意与克罗恩病鉴别，后者虽可累及整个胃肠道，但也可单纯累及结肠，主要根据结肠镜及病理改变进行鉴别。

（二）治疗方面

1.正规治疗

病变范围广泛者必须按疗程规律用药，根据病情好转情况逐渐减量，并维持治疗。若应用糖皮质激素或免疫抑制剂则需严格监测其副作用。

2.重视合理饮食及心理调节

向患者反复强调其在治疗中的重要作用，让患者充分理解并配合。

3.保留灌肠注意事项

应选择在临睡前进行，预先嘱患者排空大小便，静卧 15min 左右后实施。患者应取左侧卧位。给药后应保持膝胸卧位 0.5h，再取左侧卧位，后右侧卧位，臂部应垫高，在给药后一般应静卧数小时，以减轻肠黏膜受到刺激、肠蠕动增加产生的痉挛，防止药液过早排出，一般最少保留 4h。插管深度一般为 15～30cm，药温应保持在 40℃左右。

五、预后及患者教育

本病一般呈慢性过程，大多数患者会反复发作，要做好充分的心理准备，增强治病信心，坚持合理必要的治疗。轻型及长期缓解者预后较好，急性暴发型、有并发症及年龄较大者预后不良，病程漫长者癌变危险性增加，应定期随访。急性发作期必须充分休息。注意心理调节，保持心情舒畅恬静；注意控制饮食，腹痛腹泻患者，宜食少渣、易消化、低脂肪、高蛋白饮食，对有或可疑不耐受的食物，如虾、蟹、鳖、牛奶、花生等应尽量避免食用，还应忌食辣椒、冰冻、生冷食品，戒除烟酒。

第六章 心内科疾病

第一节 急性心包炎

急性心包炎为心包脏层和壁层的急性炎症，心包炎通常是某种疾病表现的一部分或为其并发症，但也可以单独存在。

一、病因

1.感染

病毒、细菌、真菌、寄生虫、立克次体。

2.自身免疫

风湿热及其他结缔组织疾病，如系统性红斑狼疮、结节性多动脉炎、类风湿关节炎、贝赫切特综合征、获得性免疫缺陷综合征。

3.肿瘤

原发性、继发性。

4.代谢疾病

尿毒症、痛风。

5.物理因素

外伤、放射性。

6.邻近器官疾病

急性心肌梗死、胸膜炎、主动脉夹层、肺梗死等。

二、病理

急性心包炎可以分为纤维蛋白性或渗出性两种。在急性期，心包壁层和脏层上有纤维蛋白、白细胞及少许内皮细胞的渗出。此时尚无明显液体积聚，为纤维蛋白性心包炎；随后如液体增加，则转变为渗出性心包炎，常为浆液纤维蛋白性，液体量可由

100mL至2～3L不等，多为黄而清的液体，偶可浑浊不清、化脓性或呈血性。积液一般在数周至数月内吸收，但也可伴随发生壁层与脏层的粘连、增厚及缩窄。液体也可在较短时间内大量积聚引起心脏压塞。急性心包炎时，心外膜下心肌有不同程度的炎性变化，如范围较广可称为心肌心包炎。此外，炎症也可累及纵隔、横膈和胸膜。

三、临床表现

1.症状

以纤维蛋白性为主时心前区疼痛为主要症状，疼痛性质可尖锐，与呼吸运动有关，常因咳嗽、深呼吸、变换体位或吞咽而加重；位于心前区，可放射到颈部、左肩、左臂及左肩胛骨，也可达上腹部；疼痛也可呈压榨样，位于胸骨后。本病所致的心前区疼痛可能与心肌梗死疼痛类似，须注意鉴别。以渗出性为主时呼吸困难是最突出的症状，可能与支气管、肺受压及肺淤血有关。呼吸困难严重时，患者呈端坐呼吸，身躯前倾、呼吸浅速、面色苍白，可有发绀。也可因压迫气管、食管而产生干咳、声音嘶哑及吞咽困难。此外，尚可有发冷、发热、心前区或上腹部闷胀、乏力、烦躁等。

2.体征

心包摩擦音是纤维蛋白性心包炎的典型体征，呈抓刮样粗糙音，与心音的发生无相关性，往往盖过心音又较心音更接近耳边；典型的摩擦音可听到与心房收缩、心室收缩和心室舒张相一致的3个成分，但大多为与心室收缩、舒张相一致的双相性摩擦音；多位于心前区，以胸骨左缘第3、4肋间最为明显；坐位时身体前倾、深吸气或将听诊器胸件加压可更容易听到。心包摩擦音可持续数小时或持续数天、数周；当积液增多将两层心包分开时，摩擦音即消失，但如有部分心包粘连则仍可闻及。心前区听到心包摩擦音就可作出心包炎的诊断。渗出性心包炎时心脏叩诊浊音界向两侧增大，皆为绝对浊音区；心尖冲动弱，位于心浊音界左缘的内侧或不能扪及；心音低而遥远；在有大量积液时可在左肩胛骨下出现浊音及左肺受压迫所引起的支气管呼吸音，称心包积液征；少数病例中，在胸骨左缘第3、4肋间可闻及心包叩击音。大量渗液可使收缩压降低，而舒张压变化不大，故脉压变小。按积液时心脏压塞程度，脉搏可正常、减弱或出现奇脉。大量渗液可累及静脉回流，出现颈静脉怒张、肝大、腹腔积液及下肢水肿等。心脏压塞可出现明显心动过速、血压下降、脉压变小和静脉压明显上升，如心排血量显著下降，可产生急性循环衰竭，休克等。如积液积聚较慢，可出现亚急性或慢性心脏压塞，表现为体循环静脉淤血、颈静脉怒张、静脉压升高、奇脉等。奇脉是指大量积液患者在触诊时桡动脉搏动呈吸气性显著减弱或消失，呼气时复原的现象。也可通过血压测量来诊断，即吸气时动脉收缩压较吸气前下降10mmHg或更多，而正常人吸气时则收缩压仅稍有下降。

四、辅助检查

1.生化检查

感染性者常有白细胞计数增加、红细胞沉降率增快等炎症反应。

2.X线检查

对纤维蛋白性心包炎诊断价值不大，但对渗出性心包炎有一定价值；可见心脏阴影向两侧增大，心脏搏动减弱或消失；尤其是肺部无明显充血现象而心影显著增大是心包积液的有力证据，可与心力衰竭相区别。成年人液体量少于250mL、儿童少于150mL时，X线难以检出其积液。可对继发于结核及恶性肿瘤等诊断提供线索。

3.心电图

急性心包炎时心电图异常，主要表现为：①ST段抬高，见于除aVR导联以外的所有常规导程中，呈弓背向下型，aVR导联中ST段压低；②一至数日后，ST段回到基线，出现T波低平及倒置，持续数周至数月后T波逐渐恢复正常；③心包积液时有QRS低电压，大量渗液时可见电交替；④除aVR和V_1导联外P-R段压低，提示包膜下心房肌受损；⑤无病理性Q波，无QT间期延长；⑥常有窦性心动过速。

4.超声心动图

超声心动图对诊断心包积液简单易行，迅速可靠。M型或二维超声心动图中均可见液性暗区以确定诊断。心脏压塞时的特征为：右心房及右心室舒张期塌陷；吸气时右心室内径增大、左心室内径减少、室间隔左移等。可反复检查以观察心包积液量的变化。

5.心包穿刺

心包穿刺可证实心包积液的存在并对抽取的液体做生物学（细菌、真菌等）、生化、细胞分类的检查，包括寻找肿瘤细胞等；抽取一定量的积液也可解除心脏压塞症状；同时，必要时可经穿刺在心包腔内注入抗菌药物或化疗药物等。

6.其他

心包镜检及心包活检有助于明确病因。

五、心包穿刺

1.适应证

I类：心脏压塞；超声心动图下积液厚度超过20mm（舒张期）；怀疑化脓性或结核性心包积液。

IIa类：超声心动图下积液厚度在舒张期为10～20mm，如除外化脓性或结核性心包炎，可进行诊断性穿刺（心包液和组织的分析、心包活检、心外膜活检）；怀疑肿瘤性心包积液。

IIb类：超声心动图下舒张期积液厚度<10mm，如除外化脓性、肿瘤性或结核性心包炎，可进行诊断性穿刺（心包液和组织的分析、心包活检、心外膜活检）。有症状的患者进行诊断性心包穿刺应该在专门的中心进行。

2.禁忌证

相对禁忌证包括未纠正的凝血性疾病，应用抗凝药物，血小板减少<50×10⁹/L，少量、后位和隔断性积液；当通过其他手段可明确诊断或积液量小，在应用抗炎药物治疗后积液吸收的患者，不必再行心包穿刺。

3.穿刺方法

（1）获取近期可靠的超声心动图资料（最好是穿刺前即刻的）。穿刺术者需要亲自观察超声结果。

（2）X线指引下的心包穿刺应该在局部麻醉下于心脏导管室进行。剑突下途径是最常用的，应用8～17cm长的钝头穿刺针（如Tuohy-17），其中可允许导丝通过，指向左肩并与额面成30°。

（3）超声引导下的心包穿刺可在重症监护病房或在床旁进行。超声应找到从肋间到心包的最短路径（通常是腋前线第6到第7肋间）。应在靠近肋上缘处进行穿刺以免损伤肋间动脉。

（4）穿刺针务必在持续手动抽吸下（负压）缓慢进针至心包，一旦有积液流出，通过穿刺针递入"J"形头软导丝，皮下扩张后交换送入多孔猪尾导管。

（5）严格无菌操作，ECG和血压监测必备，自穿刺处直接行ECG并不安全。

（6）可同时置入右心导管，以评价心脏压塞情况，监测心包穿刺时的血流动力学并除外缩窄。

（7）大量心包积液时首次心包穿刺抽液应<1L以避免急性右心室扩张；心包穿刺后建议给予持续的心包引流，直至间断心包抽吸（每4～6h）每日抽出量<25mL。

4.心包积液的分析

（1）I类：①怀疑恶性疾病时应进行细胞学检查；②在怀疑结核的患者，应行细菌抗酸染色，结核菌PCR分析，分枝杆菌培养（首选可对细菌生长进行放射分析的培养基，如BACTEC-460），腺苷脱氨酶（ADA），γ干扰素（IFN）和心包溶菌酶测定；③在怀疑细菌感染的患者，必须对心包积液进行需氧菌和厌氧菌培养，并同时抽取3份血培养。培养如为阳性随后应进行抗生素敏感测定。

（2）Ⅱa类：①嗜心脏病毒的PCR测定可鉴别病毒性心包炎和自身反应性心包炎；②在怀疑肿瘤性心包炎时应测定肿瘤因子[癌胚抗原（CEA）、甲胎蛋白（AFP），糖类抗原CA125、CA72-4，CA15-3、CD-30，CD-25等]；③对上皮细胞膜抗原，CEA和Vimentin染色可鉴别反应性间皮细胞和腺癌细胞。

（3）Ⅱb类：测定心包积液的比重（>1.015）、蛋白水平（>30g/L；积液/血清>0.5）、乳酸脱氢酶（LDH）（>200mg/dL；血清/积液>0.6），以及糖的水平[渗出液为（4.3±2.31mmol/L），漏出液为（5.3±2.8）mmol/L]，可区分渗出液和漏出液，但不是直接诊断。

六、诊断及鉴别诊断

常见心包炎病因类型包括急性非特异性心包炎、结核性心包炎、化脓性心包炎、肿瘤性心包炎、心脏损伤后综合征等。根据临床表现、X线、心电图及超声心动图检查可做出心包炎的诊断，然后须结合不同病因性心包炎的特征及心包穿刺、活体组织检查等资料对其病因学作出诊断。本病应同急性心肌梗死、急性肺梗死相鉴别。

七、治疗

急性心包炎的治疗与预后取决于病因，也与是否早期诊断及正确治疗有关。各种心包炎如出现压塞综合征，均应行心包穿刺排液以缓解症状。

1.症状处理

（1）限制体力活动：住院以明确病因，并观察心脏压塞情况及治疗效果。

（2）疼痛处理：非甾体类消炎药物（NSAID）是主要用药。布洛芬常因其低不良反应，对冠状动脉血流的有利作用以及大的剂量范围作为首选用药。根据严重程度和治疗反应，初始剂量可每6～8h给予300～800mg，持续数天至数周，最好服至积液消退；阿司匹林每4～6h服用300～600mg是另一种治疗方案；吲哚美辛因可减少冠状动脉血流，但应避免在老年患者中应用；必须进行胃肠道保护。

2.治疗及预防复发

秋水仙碱每日（0.5～1mg）与NSAID合用或单用对初次发作以及预防复发也显示有效。其易耐受，与NSAID相比不良反应较少。对药物治疗无效的病例可考虑经皮球囊心包切开术。糖皮质激素应该仅用于一般情况治疗较差或处于危险期的患者。常见错误用法是剂量过小难以起效或减量太快。推荐剂量为泼尼松1～1.5mg/kg，至少服用1个月。如果患者无明显反应，可加用硫唑嘌呤（每日75～100mg）或环磷酰胺。皮质激素减量期应超过3个月。心包切除术只适用于少数症状严重，反复发作且对药物治疗无效的患者。在心包切除术前，患者应停用激素数周。

八、注意事项

（1）临床上以急性心包炎和慢性缩窄性心包炎为最常见。

（2）心包炎常是某种疾病表现的一部分或为其并发症，故常被原发疾病所掩盖，但也可以单独存在。

（3）纤维蛋白性心包炎的临床表现：心前区疼痛为其主要症状，体征是心包摩擦音。

（4）渗出性心包炎临床表现取决于积液对心脏的压塞程度，急性心包炎的治疗与预后取决于病因，也与是否早期诊断及正确治疗有关。

（5）复发性心包炎是急性心包炎最难处理的并发症。

第二节　老年心绞痛

一、概述

心绞痛是冠状动脉供血不足，心肌急剧的、暂时的缺血和缺氧所引起的临床综合征。其特点为阵发性的前胸压榨性疼痛感觉，可伴有其他症状。疼痛主要位于胸骨后部，可放射至心前区与左上肢，常发生于劳动或情绪激动时，通常持续数分钟，休息或用硝酸酯制剂后消失。

该病95%由冠状动脉粥样硬化性心脏病所致。男性多于女性，劳累、情绪激动、饱食、受寒、阴雨天气、急性循环衰竭等为常见的诱因。

二、老年心绞痛的临床特点

（一）疼痛部位不典型

典型的心绞痛位于胸骨中段后方及心前区。老年心绞痛可发生于牙部至上腹部之间的任何部位，如牙部、咽喉部、下颌部、下颈椎、上胸椎、肩背部、上肢及上腹部的疼痛或不适，容易误诊为其他疾病。老年人可出现类似于关节炎的背部心绞痛；类似于溃疡病的夜间心绞痛，这种夜间心绞痛的临床意义与夜间阵发性呼吸困难相同，是左侧心力衰竭反复发作的一种表现。老年心绞痛部位不典型的发生率（35.4%）明显高于成年人（11%）。

（二）疼痛程度较轻

老年人由于痛觉敏感性降低，心绞痛的程度较成年人轻。劳力性心绞痛发作往往迫使患者立即停止运动，采取立位或坐位减少静脉回流或含服硝酸甘油来缓解疼痛。变异性心绞痛常在下半夜发作，因为此时迷走神经张力最高。

（三）非疼痛症状多

老年人心绞痛并不完全表现为疼痛，也可以是疼痛以外的症状，如气促、呼吸困难、疲倦、胸闷、咽喉部发闷、颈部紧缩感、左上肢酸胀、打嗝儿、胃灼热、出汗等症状。这些非疼痛症状在老年患者发生率明显高于成年人，多与心力衰竭和糖尿病自主神经病变有关。心肌缺血可引起左室顺应性下降、左室舒张末压增高及心肌收缩力减弱，表现为呼吸困难和疲倦，称为心绞痛等同症状，如同心绞痛一样，是提示心肌缺血的信号，而由缺血所致的心律失常、昏厥和猝死则不能视为心绞痛等同症状。因此，诊断心绞痛时，不能只注意胸部症状，对于反复出现一过性非疼痛症状均应考虑本病的可能，并仔细观察发作时心电图和对硝酸甘油的反应。

三、治疗

（一）发作时的治疗

心绞痛发作时应立即休息，一般患者在停止活动后症状即可消除。较重的发作，可使用作用较快的硝酸酯类制剂。

1.硝酸甘油

0.3～0.6mg，舌下含化，1～2min即开始起作用，约半小时作用消失。该药可使血压下降，因此第1次用药时，患者宜平卧片刻，必要时吸氧。

2.硝酸异山梨酯

可用5～10mg舌下含化，2～5min见效，作用维持2～3h。同时可考虑给予镇静药。

3.硝酸异山梨酯喷雾剂

每喷含硝酸异山梨酯1.25mg，心绞痛发作时1～3喷，经口腔黏膜吸收，几秒钟后即起作用，作用可持续1.5h，特别适用于老年人，初次因老年人唾液减少，尤其是用口呼吸的老年人，舌下含硝酸甘油片剂溶解速度慢者。对心绞痛发作频繁或持续不缓解及高危组的不稳定型心绞痛患者应立即住院，严格卧床休息，给予心电监护、吸氧等，必要时应重复检测心肌坏死标志物。对烦躁不安、剧烈疼痛者可给予吗啡5～10mg，皮下注射。由于不稳定型心绞痛单次含化或喷雾吸入硝酸酯类制剂往往不能缓解症状，一般建议每隔5min重复1次，共用3次，后再用硝酸甘油或硝酸异山梨酯持续静脉滴注或微泵输注，以10μg/min开始，每3～5min增加10μg/min，直至症状缓解或出现血压下降。对硝酸酯类制剂静脉注射疗效不佳或不能应用β受体阻滞药者，可用非二氢吡啶类钙拮抗药，如硫氮卓酮静脉滴注1~5μg/（kg·min），常可控制发作。治疗变异型心绞痛以钙拮抗药的疗效最好，本类药物可以和硝酸酯同服，其中硝苯地平尚可与β受体阻滞药同服。

（二）缓解期药物治疗

在心绞痛发作的缓解期使用作用较持久的硝酸酯类、β受体阻滞药及钙离子拮抗药等，同时联合抗血小板或抗凝药物，以防心绞痛发作。

1.硝酸酯类

松弛血管平滑肌，扩张冠状动脉，使血管阻力降低，缓解血管痉挛，并能扩张侧支循环血管，改善心肌供血。此外，还能舒张动脉血管，降低外周血管阻力，减轻后负荷及扩张周身静脉血管，减少回心血量，减轻左室前负荷，减少心肌耗氧量，改善心肌供氧。

（1）硝酸异山梨酯：异山梨酯、异舒吉等均为此类药物。异山梨酯5mg，口服剂量为5～10mg，3次/d，服后半小时起作用，持续3～5h；缓释制剂药效可维持12h，可用20mg，2次/d。

（2）二硝酸异山梨醇（异舒吉）静脉滴注：二硝酸异山梨醇注射液（1mL中含1mg），50mL加入450mL输液中静脉滴注，2～5mg/h。

（3）5-单硝酸异山梨酯：是新型长效硝酸酯类药物，无肝脏首过效应，生物利用度几乎100%。2次/d，每次20～40mg。

（4）长效硝酸甘油制剂：服用长效片剂，硝酸甘油持续而缓缓释放，口服半小时起作用，持续可达8～12h，1/8h，每次2.5mg。硝酸甘油贴膜或2%硝酸甘油油膏：贴或涂在胸前或上臂皮肤而缓慢吸收，适用于预防夜间心绞痛发作。

2.β肾上腺素能受体阻滞药

β肾上腺素能受体阻滞药简称β受体阻滞药。β受体有β₁和β₂两个亚型，心肌组织中主要为β₁受体，通过阻滞β₁受体拮抗儿茶酚胺的作用，使心率减慢、心肌收缩力减弱，降低心肌耗氧量，改善心肌供血供氧，增加对运动的耐受力，减少心绞痛发作及硝酸甘油的用量。β受体阻滞药的血药浓度和药效的个体差异很大，原因之一是不同种族肝脏羟化基化代谢作用强弱不同，我国代谢作用弱者较多，所需的药量较小，老年人的肌酐消除率及肝代谢均随年龄的增长而降低，用药应从小剂量开始，根据患者具体情况调整剂量，以最小的剂量达到满意的效果为宜。β受体阻滞药的种类很多，目前在老年人中常用的有以下两种，所述药物剂量均为我国老年人，尤其是高龄老年人的剂量。

（1）阿替洛尔（氨酰心安）：口服后在胃肠道吸收较差，吸收率为50%，口服后2～4h峰值，半衰期8～9h，主要以原形经肾排泄，肾功能不全时半衰期延长，易蓄积而出现各种不良反应，应减少剂量。此药为水溶性，不易通过血—脑屏障，脑组织中含量低，很少发生中枢神经系统的不良反应。口服剂量一般为12.5mg，1/d，或6.25mg，每日1或2次，高龄老年患者甚至每次服用3.125mg、每日1或2次即可达到疗效。

（2）美托洛尔：口服后在消化道吸收迅速而完全，半衰期3～4h，口服后经门静脉入肝脏，几乎全部被肝脏代谢，代谢物从尿中排出，其在尿中的排泄率不受剂量、年龄和肾功能的影响；肝功能不全尤其是肝硬化患者，血药浓度可明显升高从而产生蓄积作用。此药为脂溶性，可通过血—脑屏障，出现中枢神经系统的不良反应，如多梦、失眠等。口服剂量12.5～25mg，每日1或2次。

第三节　急性冠脉综合征

急性冠脉综合征是由于冠状动脉粥样硬化不稳定斑块破裂或受侵蚀，触发不完全或完全闭塞性血栓而形成，导致心肌缺血、缺氧、酸中毒，最终梗死。它包含：不稳定心绞痛（富含血小板的白色血栓引起血管急性严重狭窄），非ST段抬高的急性心肌梗死，白色血栓引起血管不完全或短暂闭塞，ST段抬高的急性心肌梗死（因血管持续闭塞致富含纤维蛋白和红细胞的红色血栓完全堵塞血管），心源性猝死。

一、不稳定心绞痛的诊断

（1）有初发劳累性心绞痛（2个月）、恶化劳累性心绞痛或静息性心绞痛（1周内），持续时间超过15min但小于30min，含服硝酸甘油不易缓解。

（2）心电图无ST段抬高，但有ST缺血性压低超过0.5mV或相关T波变化或原先倒置T波伪性改善。

（3）心肌酶升高（不超过2倍）但肌钙蛋白阴性。

二、非ST段抬高的急性心肌梗死的诊断

（1）更严重而持久的胸痛，持续时间超过30min，含服硝酸甘油不缓解，伴窒息感或濒死感，还可伴出汗、心悸或呼吸困难。

（2）心电图改变同不稳定心绞痛。

（3）心肌酶显著升高（2倍以上）且肌钙蛋白阳性。

三、ST段抬高的急性心肌梗死

（1）胸痛同非ST段抬高的急性心肌梗死。

（2）心电图示2个或以上相邻导联的ST段抬高>1mV，并出现病理Q波。

（3）心肌酶和肌钙蛋白均显著升高且迅速或逐渐回落。

四、治疗

（一）一般治疗

静卧，吸氧，完善相关检查及监测（心电图、血生化、心肌梗死标志物、胸片等）。

（二）抗心肌缺血药物治疗

1.硝酸酯类

硝酸甘油10μg/min静脉滴注，逐渐加量。低血压、心动过缓或过速、右室心肌梗死者慎用。

2.β受体阻滞剂

美托洛尔5mg/次，隔5min可重复，早期给予并长期应用。低血压、心动过缓、中重度心力衰竭、哮喘、COPD者禁用。

3.血管紧张素转化酶抑制剂（ACEI）

卡托普利、依那普利、福辛普利等均小剂量开始，加致最大耐受量。低血压、肾衰竭、双侧肾动脉狭窄者禁用。

4.吗啡

胸痛不缓解或复发可予3mg静脉推注，隔5～15min可重复。

（三）抗血小板治疗

尽早给予长期应用。

1.阿司匹林

首次300mg嚼服，后100mg/d。

2.氯吡格雷

首剂300mg，其后75mg/d。

3.阿昔单抗

血小板聚集拮抗剂，负荷量0.25mg/kg，以后0.125μg/（kg·min）维持12～24h。

（四）抗凝治疗

1.低分子肝素

那屈肝素（速避凝）或依诺肝素（克赛）0.4mL，皮下注射，2次/d。3～5d。

2.普通肝素

负荷量60U/kg，继之12U/（kg•h），使APTT维持在1.5～2.5倍。48h后改为皮下，连用3～5d。

（五）调脂治疗

HMG辅酶A还原酶抑制剂（他汀类药物）可显著降低低密度脂蛋白和总胆固醇，具有抗感染和稳定斑块的作用，应长期服用。

（六）溶栓治疗

用于ST段抬高的急性心肌梗死的治疗，对不稳定心绞痛和非ST段抬高的急性心肌梗死无效反而有害。尽量缩短进门－进针时间（D2N）。

1.对象选择

ST段抬高的急性心肌梗死患者，起病时间3～6h，最多<12h，或>12h但有进行性缺血性胸痛广泛ST段抬高者，年龄<75岁或>75岁权衡利弊仍施术者。

2.禁忌证

既往脑出血，1年内脑梗死，颅内肿瘤，近期（2～4周）内脏出血者，可疑主动脉夹层，严重高血压（>180/110mmHg），出血倾向，近期创伤史、大手术、大血管穿刺者。

3.溶栓药物

尿激酶30min内静脉滴注150～200U；重组组织型纤维蛋白溶酶原激活剂（rt-PA）90min内静脉滴注给予100mg。均联合应用肝素。

4.血管再通判断

溶栓后2h胸痛缓解、心电图ST段回落>50%且出现再灌注心律失常，CK、CK-MB峰值提前（14h内）。

（七）介入治疗

介入治疗为经皮冠状动脉介入治疗（PCI）。

1.直接PCI

所有发病<12h的ST段抬高的急性心肌梗死患者，尽可能缩短进门到球囊扩张的时间。尤其那些溶栓禁忌证、起病时间超过3h、合并心源性休克（发病<36h，休克<18h）、年龄超过75岁、起病时间12～24h仍有缺血证据或不稳定心律失常者更能受益。

2.转运PCI

针对患者就诊于不能直接PCI的医院，如果存在溶栓禁忌或转运的相对延误时间（D2B-D2N）小于1h，可选择转运PCI，而不是就地溶栓。特别对于起病时间>3h、年龄>75岁、血流动力学不稳定者获益更明显。

3.溶栓后PCI

针对患者就诊于不能直接PCI的医院，如果相对延误时间（D2B-D2N）大于1h，不存在溶栓禁忌，则应考虑就地溶栓。

尤其对年龄<65岁、发病时间<2h的前壁心肌梗死患者获益更大。但如果溶栓后90min胸痛不缓解或心电图ST段回落<50，提示溶栓失败，应尽快行补救PCI。研究显示溶栓后患者应尽快转运到PCI中心，以备必要时行溶栓后PCI。

4.择期PCI

发病时间大于12h的患者，如果血流动力学不稳定，应即刻直接PCI；若血流动力学稳定，可考虑在发病1周时病情稳定行择期PCI。

（八）紧急冠状动脉旁路术

介入治疗失败，溶栓治疗无效，有手术指征者宜争取6～8h内施行手术。

第四节　心律失常急症

有些心律失常是生理状态，有些不是。首要问题是迅速识别和治疗血流动力学不稳定者，如低血压、意识障碍、胸痛等。一般处理方式有维持气道通畅，给氧，心电监护，建立静脉通道，心电图检查，评估可逆因素。

一、缓慢性心律失常急症

（一）诊断

静息时心率<60次/min并且伴有低灌注征象。具体表现为心悸、乏力。严重症状如急性意识改变，胸痛，充血性心力衰竭，抽搐，昏厥或休克等。体检会发现不规整的心跳、低血压（休克）或心力衰竭体征。

1.窦性心动过缓

HR<60次/min伴有正常P波，PR间期和PP间期。

2.交界性心律

HR在40~60次/min，伴有窄QRS波及P波缺乏或倒置。

3.室性节律

HR在30~40次/min伴有宽QRS波及P波缺乏。

4.房室传导阻滞

（1）一度房室传导阻滞：PR间期延长（>0.2s），每个P波后跟随一个QRS波。

（2）二度房室传导阻滞：不规则节律。

1）二度I型（莫氏I型）：PR间期逐渐延长至P波后室性QRS波脱落；RR间期逐渐缩短。

2）二度Ⅱ型（莫氏Ⅱ型）：P波后QRS波漏传间隔出现；PR间期保持固定。

（3）三度房室传导阻滞（完全房室传导阻滞）：P波与QRS波无相关性；逸搏心律规整；起源于房室结为窄QRS波，起源于心室则为宽QRS波。

（二）治疗

（1）症状轻微的心动过缓无须立即治疗，但应进行监护以便及时发现病情变化。

（2）药物：每3~5min阿托品0.5mg静脉注射，总量<3mg。

（3）起搏：阿托品无效时可予经皮起搏，以及临时心内起搏器，永久心内起搏器；（自动）植入性心脏起搏器。

（4）若阿托品无效亦无起搏器时，可予多巴胺5~20μg/kg/min，肾上腺素2~20μg/min，异丙肾上腺素2~10μg/min。

（5）治疗病因：冠心病、心肌炎、水电解质紊乱、药物中毒等。

二、快速性心律失常急症

可根据QRS波群宽窄及是否规则进行分类。

（一）诊断

心率>150次/min（如心率<150次/min，罕见相关症状）。患者表现为心悸、头晕、胸闷、气短、乏力、心律不齐感。特殊表现有抽搐、胸痛、昏厥、恐惧不安、濒死感。重症表现还有以心力衰竭、休克、昏迷为首要表现。体检听诊心动过速，心音或强或弱，部分强弱变化，节律不规则，心脏杂音等。

（二）治疗

血流动力学不稳定者立即施行电转复，后予以胺碘酮150mg静脉注射10min以上，1mg/min速度维持，并进行病因治疗。血流动力学稳定者应评估心律选择相应治疗，后行病因治疗。

1.规则窄QRS波心动过速

（1）窦性心动过速

1）心率多在100~180次/min，生理性或药物性引起的多为短暂性，一般无须特殊治疗。

2）症状明显时可用镇静剂或β受体阻滞药减慢心率而控制症状，但心力衰竭时不适当抑制心率会加重病情。

（2）房型心动过速

1）短阵自限性房速患者症状轻微，主要是病因及诱因治疗。

2）阵发持续性房速引起明显症状时及持续性房速的治疗：首选胺碘酮（尤其适用于伴心力衰竭或心肌病者）或普罗帕酮（无心力衰竭和低血压者）；控制心率用西地兰（伴心力衰竭低血压者首选）或β受体阻滞药。

3）药物治疗无效用经食管心房调搏部分有效，伴严重症状的顽固性慢性房速者应考虑用射频消融治疗。

（3）阵发性室上行心动过速（PSVT）。

1）血流动力学稳定的PSVT首选刺激迷走神经法：颈动脉窦按摩、潜水反射、valsalva法：25%~30%的PSVT可终止；老年人及动脉粥样硬化者不适宜按摩颈动脉窦。

2）无器质性心脏病血流动力学稳定而刺激迷走神经无效的PSVT考虑药物治疗。

腺苷：经大静脉快速（1～3s）静脉推注6mg腺苷，随之静脉推注20mL生理盐水并抬起手臂，1～2min仍无效可重复推注12mg一次；急性冠脉综合征患者慎用，同时要在复苏条件下才能使用。

维拉帕米（异搏定）：2.5～5mg+生理盐水10mL，静脉注射（10min），无效者每10～15min再用5～10mg至PSVT终止或总剂量达20mg；器质性心脏病及心功能不全者慎用。

地尔硫卓（如合贝爽）：10～20mg+生理盐水（5%葡萄糖）10mL，静脉注射（5min），无效者每15min再用20～25mg至PSVT终止。

普罗帕酮：首次70mg用20mL注射用水稀释静脉注射10min，无效者10min后重复注射70mg，总剂量不宜超过210mg。

胺碘酮：150mg+5%葡萄糖20mL，静脉注射，>10min，然后1mg/min持续6h，随后0.5mg/min维持18h以上至PSVT终止或达最大剂量2200。

3）伴心功能不全或低血压者，禁用维拉帕米、地尔硫卓与普罗帕酮，应使用电复律或心房调搏法终止PSVT。

4）伴高血压或心绞痛的患者宜首选β受体阻滞药。美托洛尔5mg+5%葡萄糖10mL，静脉注射，无效者每5min再静脉注射5mg至PSVT终止或总量达15mg；可选用艾司洛尔；必须严密监测血压、心律变化；哮喘及心功能不全者慎用。

5）病态窦房结综合征合并PSVT，应首选临时性心室起搏电极，再静脉使用药物，以策安全。

6）伴有慢性阻塞性肺脏疾病者，不可用腺苷和普罗帕酮，可用钙拮抗剂（维拉帕米或地尔硫卓）。

7）孕妇合并PSVT，选用刺激迷走神经方法或心房调搏终止PSVT；药物首选毛花苷C（西地兰），次选维拉帕米或普罗帕酮。

（4）心房颤动（AF）

1）转复窦性心律（首发者首选；发作至就诊时间<48h者效果较好）。

药物复律：无器质性心脏病及合并高血压者首选普罗帕酮，70mg+5%葡萄糖20mL，静脉注射，每15min一次，至转复或达最大剂量210mg；有心肌缺血性疾病者首选胺碘酮、索他洛尔或β受体阻滞药；有心力衰竭者首选胺碘酮。

直流电复律：对持续心房颤动伴血流动力学恶化且药物复律无效者紧急使用。其余患者应先使用药物控制心室率并给予华法林2～3mg或阿司匹林300mg口服治疗3周，使凝血酶原INR达2.0～3.0时再行电复律。

2）控制心室率：选用西地兰、维拉帕米、地尔硫卓或β受体阻滞药，目标静息时心室率60～80次/min，运动时90～115次/min。抗凝治疗预防栓塞事件：如无抗凝治疗禁忌证均应给予长期口服华法林治疗，并使其INR维持2.0～3.0范围，而最佳值为2.5左右，70岁以上患者INR宜维持2.0～2.5。

2.规则宽QRS波心动过速

（1）室上速（SVT）伴有差异传导的治疗与SVT相同。

（2）室速（VT）治疗分为药物治疗和电复律治疗。

1）药物治疗：可选用利多卡因、普罗帕酮、胺碘酮。

2）药物治疗无效者用同步直流电复律，100J开始，若无效，再递增50J直至转复或最大量360J；持续性室性心动过速伴血流动力学障碍者首选同步电复律，开始使用300J，成功率可达95%以上。复律后应静脉注射利多卡因1mg/kg，继之2～4mg/min静脉注射维持，以防复发。

3.不规则宽QRS心动过速

不规则的宽QRS波，如是多形性室速予以非同步电复律；如是尖端扭转性室速予以硫酸镁1～2g静脉注射超过5～60min后以8mg/min的速度维持；如是心房颤动伴预激予以胺碘酮、普罗帕酮禁用腺苷、维拉帕米、地尔硫卓等；如是心房颤动伴差传处理同窄QRS波。

第五节　急性心力衰竭

急性心力衰竭是指某种原因使心肌收缩力明显降低和（或）心脏负荷明显增加，使心功能正常或处于代偿期的心脏在短时间内心排血量急剧下降，体循环或肺循环压力急剧上升的临床综合征。

根据心脏病变的部位和性质，可分为急性左心衰竭和急性右心衰竭。但急性右心衰竭少见，主要由大面积肺栓塞所致。急性左心衰竭常见，临床表现为急性肺水肿，心源性休克或心搏骤停。

心源性肺水肿是急性左心衰竭最严重的临床表现：呼吸困难、发绀、咯粉红色泡沫痰，病情危急，可迅速发生心源性休克、昏迷而导致死亡。

一、病史

病史可提供急性左心衰竭病因或诱因有关的信息。

二、临床表现

急性肺水肿为急性左心衰竭的主要表现。从病理生理角度可将肺水肿分为细胞水肿、间质水肿、肺泡水肿、休克和终末期五期。

（1）细胞水肿期常有烦躁、失眠、不安、血压升高等。

（2）间质性肺水肿期患者阵发性夜间呼吸困难，呼吸频率浅快，面色苍白，脉速，颈静脉充盈，中心静脉压升高，但肺部仅有哮鸣音而无湿啰音。

（3）肺泡内水肿期呼吸浅快，频率达30～40次/min或以上，临床表现为极度焦虑、皮肤湿冷、大汗淋漓、口唇发绀、端坐呼吸、咳大量白色或粉红色泡沫样痰。湿啰音始于肺底部，迅速布满全肺，心音快而弱，心尖部闻及舒张期奔马律，但常被肺内啰音掩盖而不易听到。

（4）心源性休克期患者意识模糊，可发生阿-斯综合征或心源性休克。

（5）终末期患者呈昏迷状态，因心肺功能不全。窒息而死亡。

三、辅助检查

（1）血气分析急性左心衰竭时，PaO_2 常不同程度降低。

（2）胸部X线检查对急性左心衰竭的诊断颇有价值。间质性肺水肿的X线特征为肺尖血管影增重、模糊，肺间隙或小叶间隙存在KerleyB或A线。肺泡性肺水肿时，两肺门可有大片云雾状蝶翼状阴影，或肺野有粗大结节型或粟粒结节型改变，也可以伴有少量胸腔积液。

（3）心电图检查有原基础心脏病表现，以及有助于了解有无心律失常、急性心肌缺血等表现。

（4）超声心动图左心室舒张末径增大，心室壁运动幅度极度减弱，左室射血分数明显减低及基础心脏病表现等。

四、诊断注意事项

急性左心衰竭的诊断条件为：

（1）有引起急性心功能不全的心脏病基础。

（2）突发性严重呼吸困难、端坐呼吸。

（3）咳嗽伴大量粉红色泡沫痰。

（4）双肺对称性布满湿啰音及哮鸣音。

（5）X线检查示支气管和血管影增粗，可有KerleyB线，肺泡水肿时有双侧肺门附近云雾状阴影。

五、治疗

急性左心衰竭肺水肿的抢救原则是迅速改善氧合作用（纠正缺氧），降低左房压和（或）左室充盈压，增加左室心搏量，减少循环血量，减少肺泡内液体渗出，保证气体交换，以及纠正诱因或治疗病因，缓解患者的焦虑情绪等，这些治疗措施必须同时施行。

（一）体位

允许患者采取最舒适的体位，通常为端坐位，两腿下垂。

（二）氧疗

急性左心衰竭肺水肿均存在严重缺氧，缺氧又促使肺水肿恶化，所以积极纠正缺氧、阻断恶性循环是治疗的首要目的。一般氧流量为4～6L/min，但给氧后PaO$_2$仍<60mmHg时，应考虑使用机械通气治疗。

（三）药物治疗

1.吗啡

除给氧外，治疗急性左心衰竭肺水肿的最有效药物是吗啡。现在多主张3～5mg/次缓慢静脉注射，必要时每15min重复1次，共2～3次。

2.快速利尿

选用高效利尿剂（袢利尿剂）。呋塞米（速尿）20～40mg静脉注射。对正在使用呋塞米或有大量水钠潴留或高血压或肾功能不全的患者，首剂量可增加2～3倍。高渗性利尿剂甘露醇可增加血容量，急性左心衰竭时不宜使用。

3.氨茶碱用法

首剂4～6mg/kg（成人一般用0.25g）加入25%葡萄糖液40mL内，10～20min内缓慢静脉注射；必要时4～6h可以重复1次，但每日总量不宜超过1～1.5g。因会增加心肌耗氧量，急性心肌梗死和心肌缺血者不宜使用。老年人与肝肾功能不全者用量酌减。

4.血管扩张剂

常用的血管扩张剂有以下几种。

（1）硝酸甘油：硝酸甘油是治疗急性左心衰竭常用的血管扩张剂。用法有以下几种。

1）舌下含化：首次用0.3mg舌下含化，5min后测量血压1次，再给0.6mg，5min后再测血压，以后每10min给0.6mg，直到证状改善或收缩压降至90～100mmHg。

2）静脉给药：一般采用微量泵输注，从10μg/min开始，以后每5min递增5～10μg/min，直至急性心力衰竭的证状缓解或收缩压降至90～100mmHg，或达到最大剂量100μg/min为止。病情稳定后逐步减量至停用。

（2）硝普钠：硝普钠能均衡地扩张动脉和静脉，同时降低心脏前、后负荷，最适用于高血压、急性二尖瓣反流或急性主动脉反流所致的急性左心衰竭。用法：常用微量泵输注，输注速度从10μg/min开始，以后每5min递增5～10μg/min，直至症状缓解、血压由原水平下降30mmHg或血压降至90～100mmHg，硝普钠的常用维持剂量为3μg/（kg·min），极量为10μg/（kg·min）。维持至病情稳定后逐渐减量、停药。

（3）酚妥拉明：酚妥拉明为α受体阻断药，主要降低后负荷。用法：一般从0.1mg/min开始，每5min逐渐增加剂量，最大速度不超过2mg/min。

（4）硝酸异山梨酯：硝酸异山梨酯主要扩张静脉容量血管，降低心脏前负荷，同时增加心肌血供。用法：舌下含化每次10～20mg，4～6h给药1次，直至症状缓解。

（5）乌拉地尔：乌拉地尔为α₁受体阻滞药，通常静脉注射25mg，如血压无明显降低可重复注射，然后予50～100mg于100mL液体中静脉滴注维持，根据血压调整速度。

（四）正性肌力药物

常用的正性肌力药物有以下几种。

1.洋地黄类制剂

由于近年快速强力利尿剂与血管扩张剂的应用，洋地黄在抢救急性心力衰竭中的地位已有所下降。主要适用于快速心房颤动致急性肺水肿的二尖瓣狭窄的患者。用法：去乙酰毛花苷（西地兰）0.4mg加入生理盐水或葡萄糖液20mL缓慢静脉注射；必要时2~4h后再给0.2~0.4mg，直到心室率控制在80次/min左右或总量达到1.2~1.6mg。但急性心肌梗死、心肌炎或低血钾的患者禁用。此外风湿性心脏病单纯性二尖瓣狭窄合并急性肺水肿时，如为窦性心律不宜使用洋地黄制剂。

2.儿茶酚胺类

常用多巴胺和多巴酚丁胺，二者常以2.5μg/（kg·min）静脉给予，与血管扩张剂联合使用效果更佳。

3.磷酸二酯酶抑制剂

常用药物有二氢吡啶类的氨力农、米力农，咪唑类的依诺昔酮等，但这类药物不可长期应用，仅适用于治疗急性心力衰竭。

（五）地塞米松

地塞米松具有解除支气管痉挛，降低肺毛细血管通透性、改善肾血流、促进利尿等作用。常用10~20mg加入液体中静脉滴注。

六、人工合成 BNP 的治疗作用

Neseritide是FDA批准的一种重组BNP，用于治疗急性失代偿性充血性心力衰竭，使用剂量为0.015μg/（kg·min）。

七、减少静脉回流

除接受静脉输液的肢体外，应用软质橡皮管止血带或充气式袖带结扎其余三肢的近端，加压的压力比舒张压高10mmHg左右为宜。每15~20min轮流放松一肢，但目前此法已少用。

八、透析治疗

透析治疗主要适用于慢性肾功能不全容量负荷过多的患者。

九、机械通气治疗

机械通气治疗包括有创机械通气和经面（鼻）罩机械通气治疗。

十、病因和诱因治疗

诱因治疗包括控制感染、纠正贫血与心律失常等。

参考文献

[1]王姗姗.实用内科疾病诊治与护理[M].青岛：中国海洋大学出版社,2019.

[2]马忠金，邓志云，许迪，等.实用内科疾病的诊治与护理[M].石家庄：河北科学技术出版社,2013.

[3]王惠凌，尹娟，凌丽，等.实用内科疾病诊治与护理[M].上海：第二军医大学出版社,2011.

[4]张敬芝.内科疾病诊治与护理[M].北京：科学技术文献出版社,2020.

[5]甘晓雅.临床内科疾病的诊治与护理[M].北京：科学技术文献出版社,2020.

[6]张强.内科临床常见疾病诊治与护理[M].乌鲁木齐:新疆人民卫生出版社,2016.

[7]毕东敏，江军，赵艳利.临床内科疾病的诊治与护理[M].长春：吉林科学技术出版社,2015.

[8]刘海燕，谢善冰，王洪霞.内科临床疾病诊治与护理[M].长春：吉林科学技术出版社,2014.

[9]李双.临床常见疾病诊治与护理[M].长春：吉林科学技术出版社,2019.

[10]汤凤莲.临床内科诊治精要(下)[M].长春：吉林科学技术出版社,2016.

[11]汤凤莲.临床内科诊治精要(上)[M].长春：吉林科学技术出版社,2016.

[12]艾江，薛平.临床疾病诊治与护理[M].牡丹江：黑龙江朝鲜民族出版社,2011.

[13]薛洪璐，等.现代内科临床精要[M].长春：吉林科学技术出版社,2019.